KB270019

하루 3O초
뼈 스트레칭

Photographs by SHIMIZU Takashi
Model by HOMMA Yukari
Editorial Assistance by NAGANUMA Takanori

하루 30초 뼈 스트레칭

마쓰무라 다카시 지음 ∘ 이수경 옮김

김영사

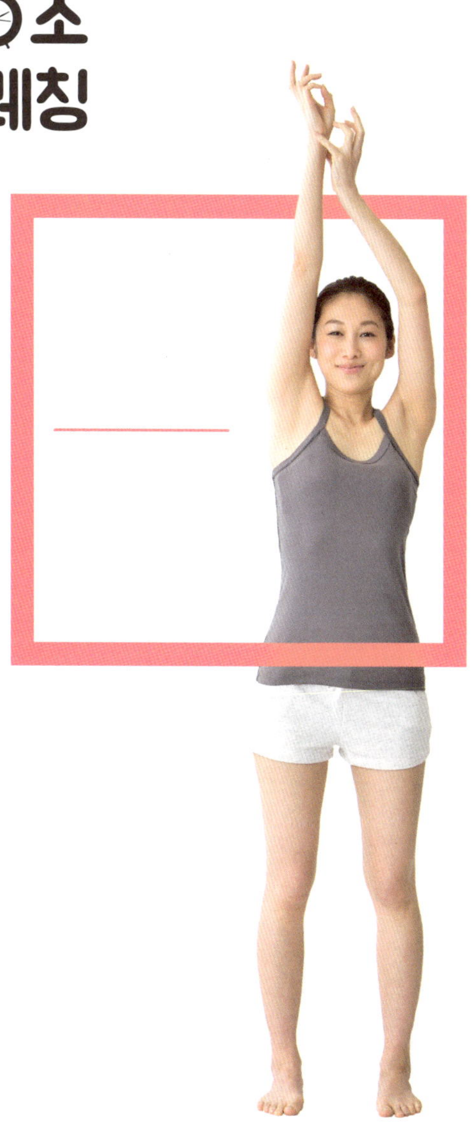

뼈 를   누 르 면

몸 도   마 음 도

편   해   진   다

우리는 일상생활에서 자신도 모르게 불필요한 힘을 자주 사용한다. 좀처럼 피로가 풀리지 않고 몸 여기저기가 쑤시고 아픈 것도 쓸데없이 힘을 낭비한 결과다.

아무리 마사지로 뭉치고 굳은 몸을 풀어줘도 계속 잘못된 방법으로 몸을 써서 힘을 낭비하면, 쉽게 피로해지는 체질은 달라지지 않는다. 잠깐 나아졌다가도 시간이 지나면 다시 원래대로 돌아가버리는 것이다.

그래서 나는 '뼈 스트레칭'을 해보기를 권한다. 내가 고안한 이 스트레칭을 실천하면 단시간에 몸놀림이 가벼워지고 심한 어깨결림이나 요통, 무릎통증에서도 해방될 수 있다. 또 조금 무리를 하더라도 그다지 피로를 느끼지 못해 날마다 기분 좋게 지낼 수 있다.

이 스트레칭을 할 때 꼭 유념해야 할 점은 근육이 아닌 뼈를 의식하면서 움직이는 것이다. 무리하게 애쓸 필요는 없다. 뼈에 집중하면 반드시 이전보다 부드럽게 움직이는 몸을 만들 수 있다. 건강을 되찾으려는 의욕을 내려놓고 몸과 마음을 한결 느슨하게 풀어주는 데 집중한다면, 훨씬 쉽게 '기분 좋게 움직이는 몸'을 만들 수 있을 것이다.

특히 지금까지 그 어떤 트레이닝을 받아도 효과를 보지 못했거나, 도중에 그만두기를 반복했던 사람이라면 뼈 스트레칭으로 몸과 마음 모두 편안해지리라 믿는다.

뼈 스트레칭은 남녀노소 누구나 따라할 수 있을 만큼 쉽다. '힘을 주는 대신 뺀다' '몸을 긴장시키는 대신 느슨하게 풀어준다' 같은 뼈 스트레칭의 핵심 요령만 터득하면, 여러분의 일상은 크게 달라질 것이다.

마 쓰 무 라
다 카 시

제 1 장

'뼈'를 쓰면 건강해진다

'뼈 스트레칭'이란 무엇일까?

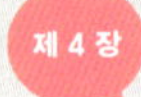

어루만지기만 해도 몸이 풀린다

몸속부터 풀어준다

뼈 스트레칭으로
뼈를 바로잡으면…

★ 표정이 부드러워지고 웃는 얼굴이 된다

★ 몸의 결림이나 통증이 사라진다

★ 몸이 탄탄해지고 자세가 좋아진다

★ 몸놀림이 가벼워진다

★ 운동 성과가 눈에 띄게 향상된다

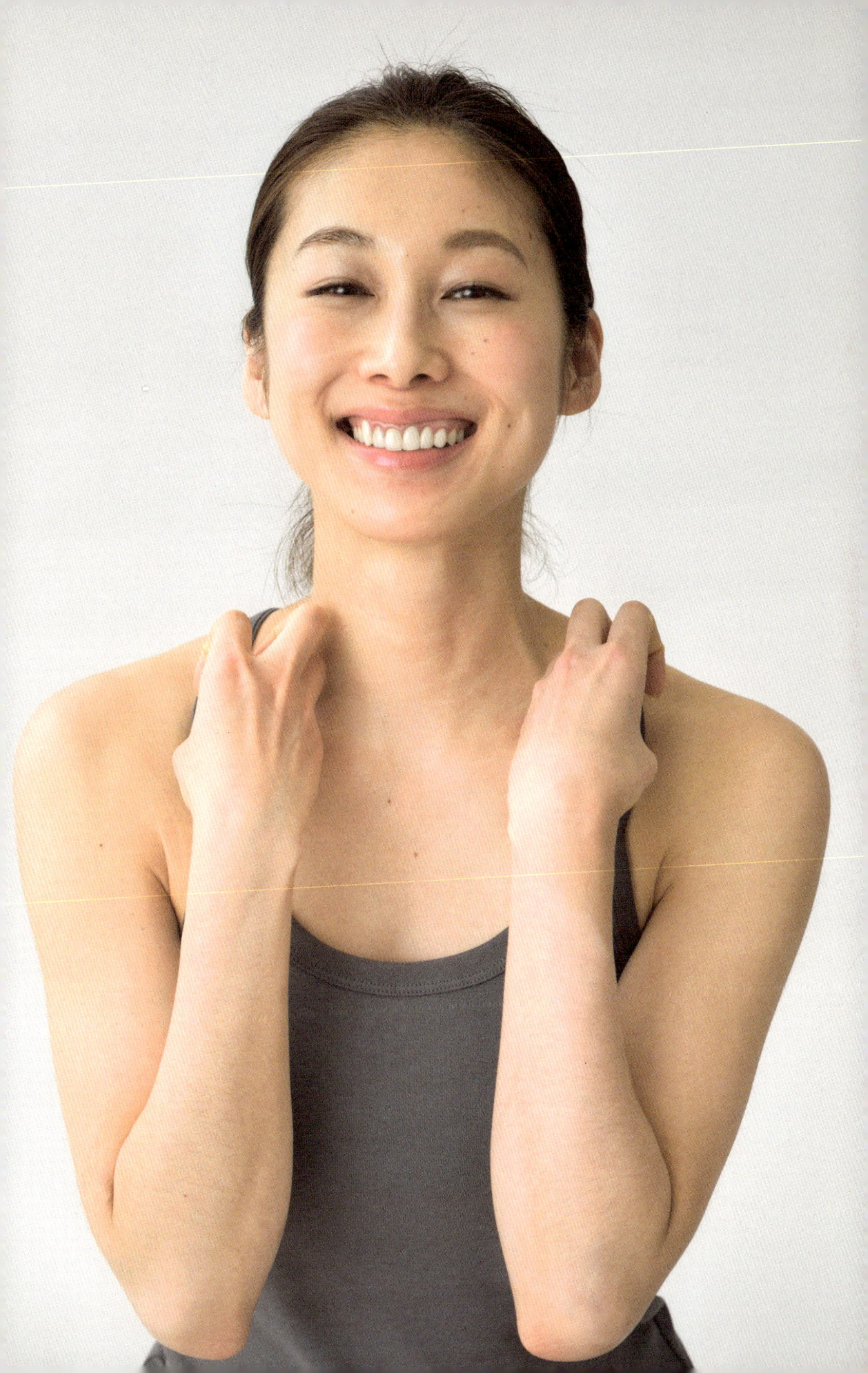

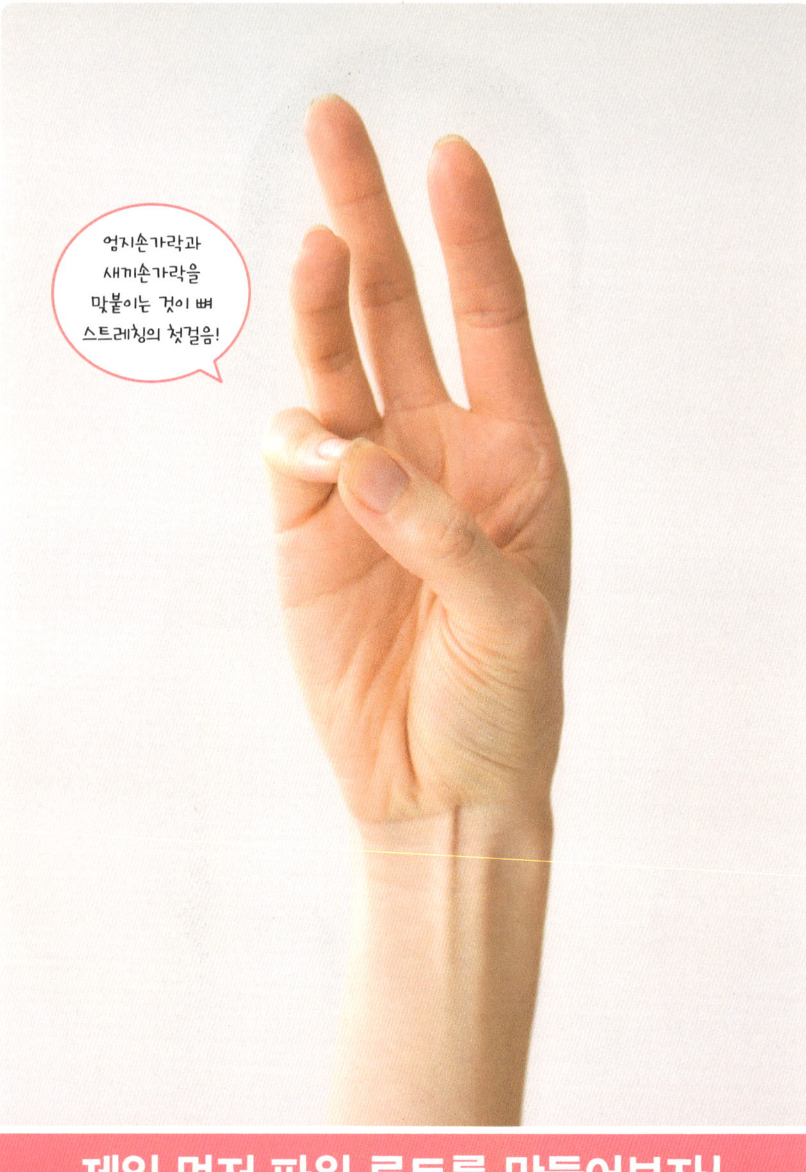

제일 먼저 파워 루트를 만들어보자!

① 한쪽 손 엄지손가락과 새끼손가락을 맞붙여서 고리를 만든다.

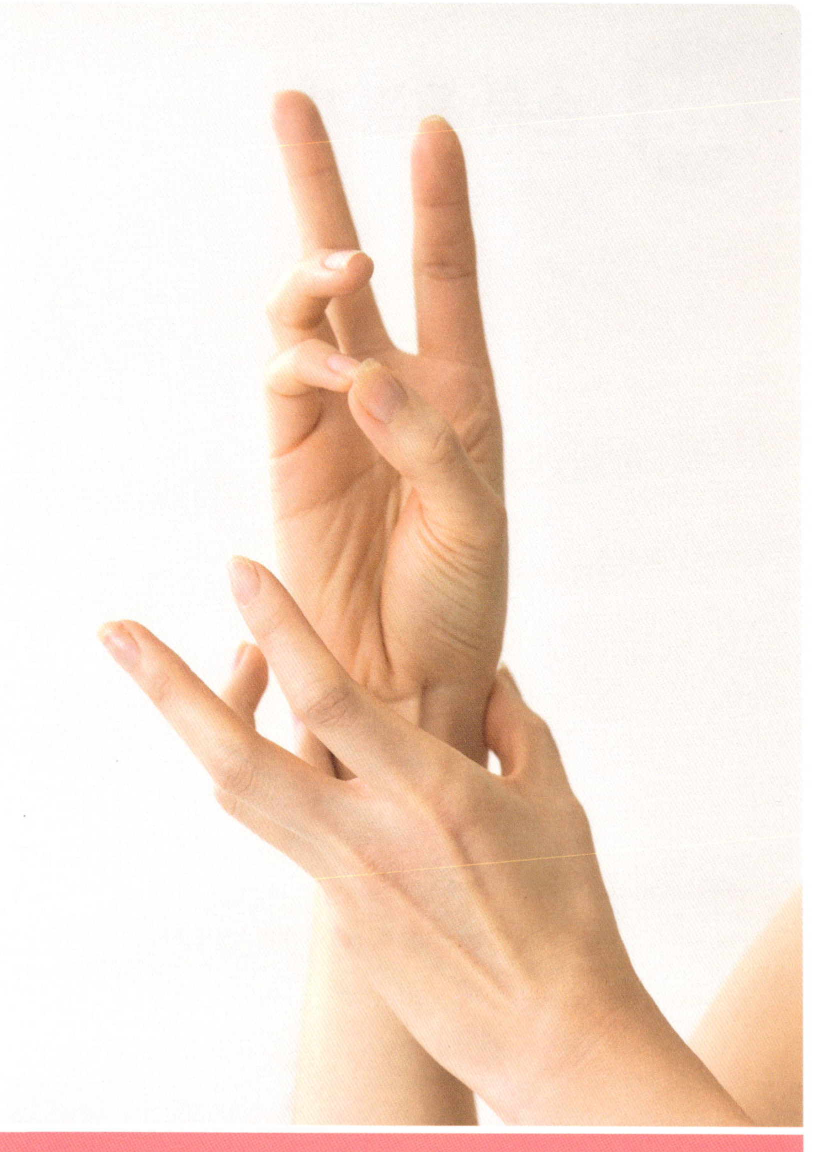

이것이 뼈 스트레칭의 기본자세!

② 다른 쪽 손 엄지손가락과 새끼손가락으로 손목에서 볼록 튀어나온 뼈를 누른다.

※ 이 '기본자세'가 전신에 자극을 전달하는 '파워 루트'다.

※ 기본자세를 익혔다면 서둘러 '뼈 스트레칭'에 도전해보자!

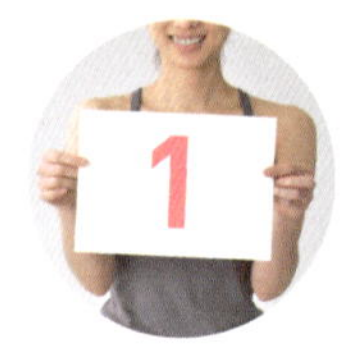

손목 흔들기

먼저 기본자세 상태에서 손목을 좌우로 흔드는 '손목 흔들기' 동작을 해보자. 매우 간단한 방법이지만 딱딱하게 굳은 어깨 관절이 풀려 팔이 부드럽게 돌아가는 것을 느낄 수 있다. 단순히 손목만 움직였을 뿐인데 어깨가 풀리는 것이다.

손목만 흔들어도 어깨결림이 해소된다!

거울 앞에 서서 '손목 흔들기' 동작을 해보면 흔드는 쪽 어깨가 저절로 내려가는 것을 볼 수 있다. 팔을 크게 돌려서 확인해보면 어깨 관절의 움직임이 이전보다 훨씬 부드러워져서 깜짝 놀랄 것이다.

① 뼈 스트레칭의 '기본자세'(13쪽 참조)를 만들어서 그대로 배꼽 앞으로 팔을 뻗는다.
② 잡힌 쪽 손목을 좌우로 흔들흔들 흔든다(1세트에 7회 정도).

※ 손을 바꾸어서 반대쪽 손도 똑같이 반복한다.
※ 팔을 살짝 벌려서 힘을 빼고 조금씩 흔들면 쉽게 효과를 느낄 수 있다.

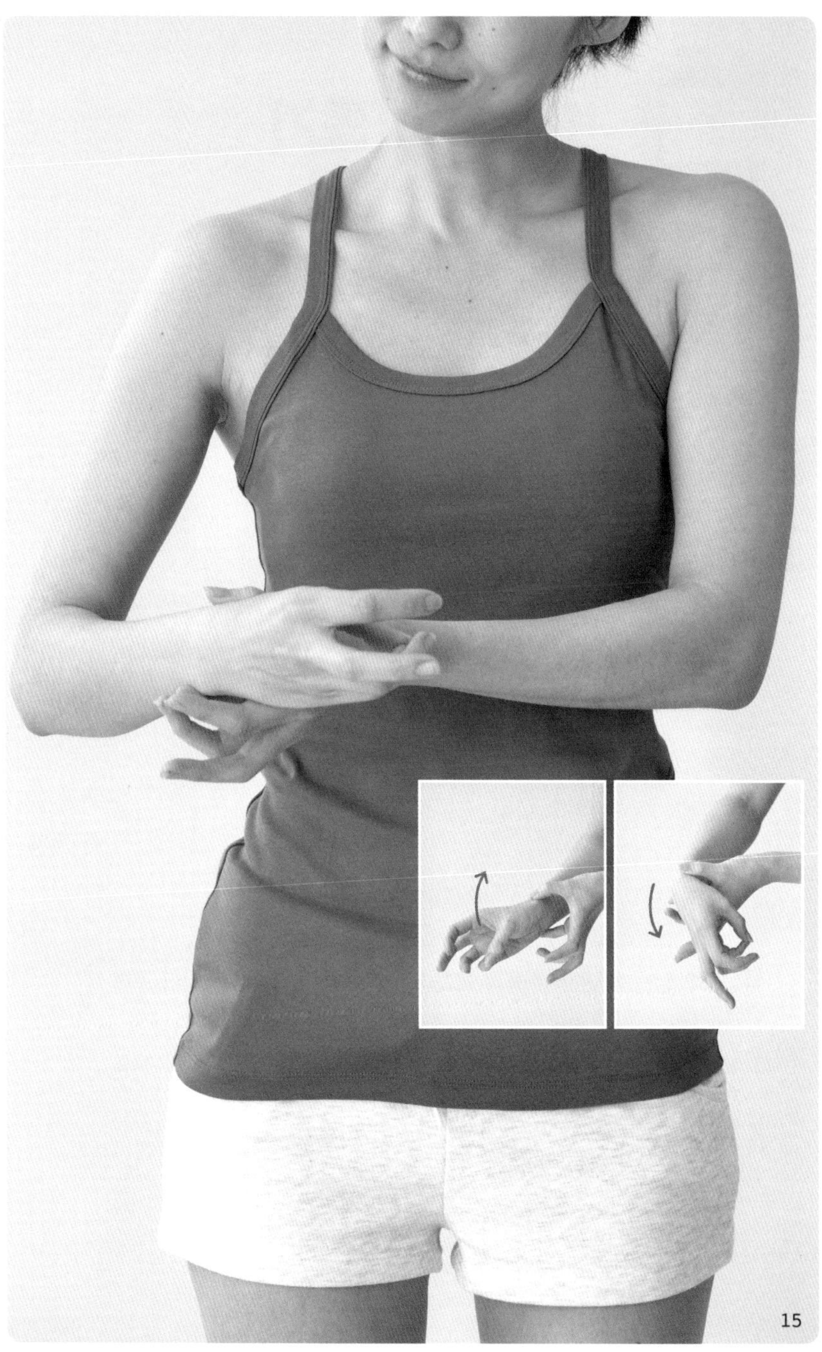

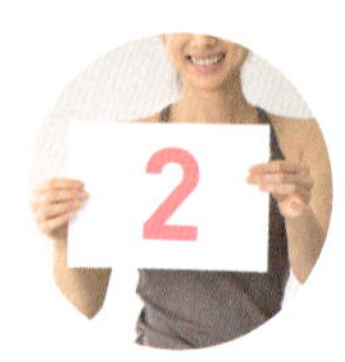

빗장뼈 비틀기

부드럽고 기분 좋은 몸놀림의 열쇠는 사실 빗장뼈에 있다. 엄지손가락과 새끼손가락으로 각각 양쪽 빗장뼈를 가볍게 잡고 누르면서 몸을 좌우로 비틀어보자. 빗장뼈가 움직이면 어깨뼈, 갈비뼈, 골반 등이 연동하여 온몸이 부드럽게 움직이기 시작한다. 허리가 조여지고, 상반신이 산뜻하고 가벼워지는 것을 실감할 수 있다.

빗장뼈를 잡은 채 몸을 비틀면 온몸이 부드럽게 움직이며 허리가 조여진다.

① 발을 어깨너비로 벌리고 서서 양손의 엄지손가락과 새끼손가락으로 빗장뼈를 가볍게 잡고 지그시 누른다.
② 얼굴은 정면을 향한 채, 몸을 좌우로 비튼다(1세트 7회 정도).

※ 의자에 앉아서 해도 좋다.

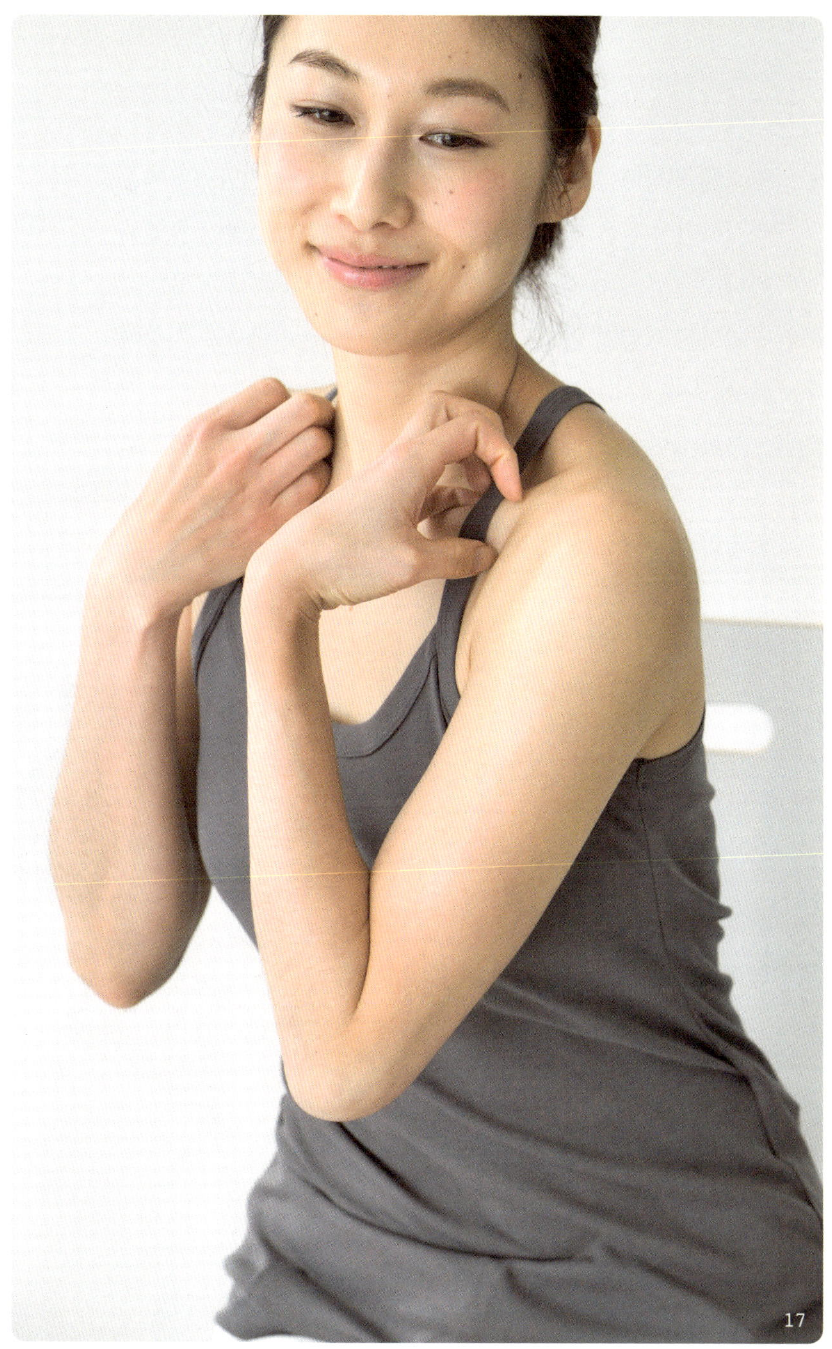

열쇠는 빗장뼈에 있다!

평소에 빗장뼈를 의식하며 사는 사람은 거의 없지만, 이 뼈를
의식하면서 몸을 움직이면 뛰어난 운동선수처럼 몸이 유연해
진다.

방법은 어렵지 않다. 엄지손가락과 새끼손가락으로 빗장뼈
를 잡고 지그시 누르기만 하면 된다.

시험 삼아 이 상태에서 펀치를 날려보자. 몸통을 효과적으로
움직일 수 있기 때문에 복싱 경험이 없는 여성이라도 허리가
안정된 묵직한 펀치를 날릴 수 있다.

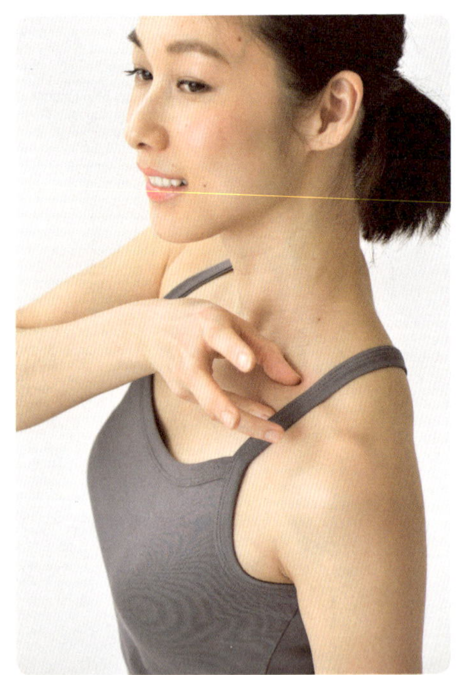

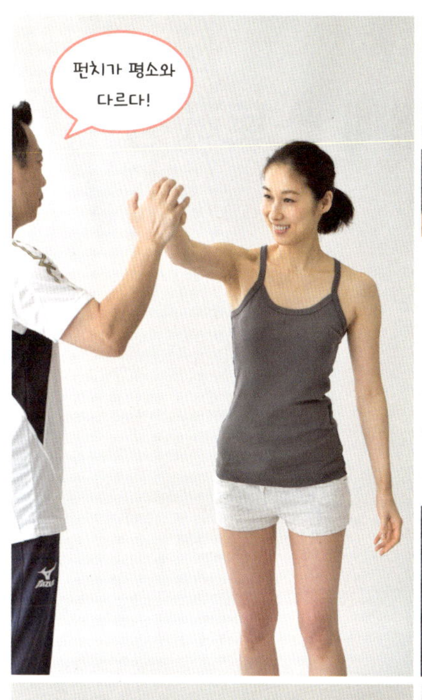

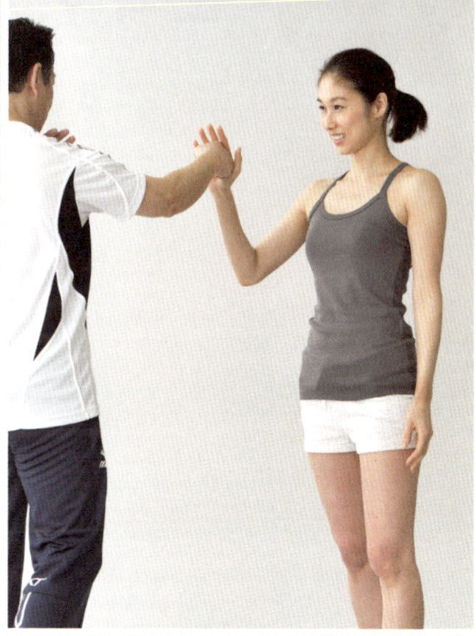

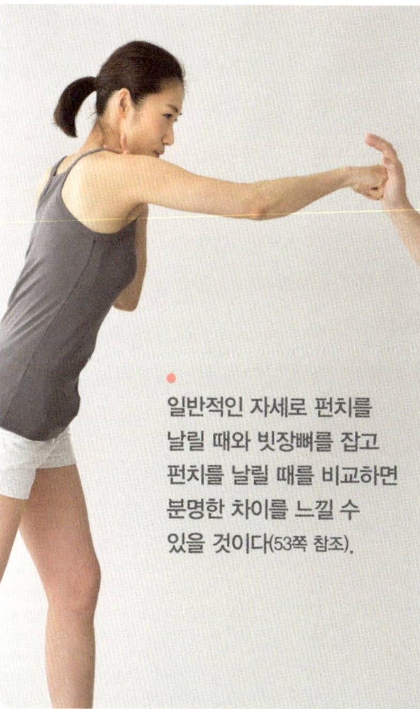

일반적인 자세로 펀치를
날릴 때와 빗장뼈를 잡고
펀치를 날릴 때를 비교하면
분명한 차이를 느낄 수
있을 것이다(53쪽 참조).

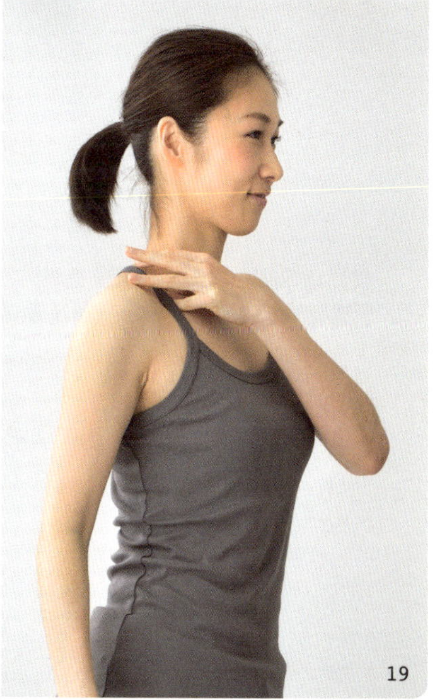

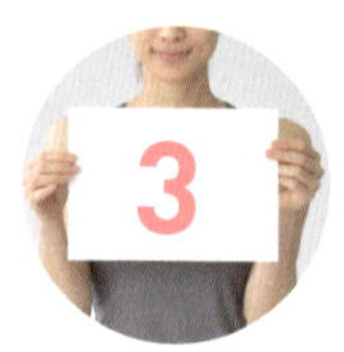

손목 어깨뼈 스트레칭

빗장뼈에 이어서 의식해야 할 것이 등 쪽에 있는 어깨뼈의 유연성이다. 뼈 스트레칭의 기본자세를 만든 뒤에 팔꿈치를 직각으로 들어 올린 상태에서 팔과 함께 몸을 뒤쪽으로 비틀면, 어깨뼈와 갈비뼈가 함께 움직여서 상반신 근육이 매우 유연해진다. 이 동작은 허리를 탄탄하게 조여주는 것은 물론, 어깨 결림을 푸는 데도 아주 좋다.

심한 어깨결림 해소에 뛰어난 효과!
뻣뻣하게 굳은 상반신을 유연하게 풀어준다.

① 발을 어깨너비로 벌리고 서서 뼈 스트레칭의 기본자세를 취한 다음 팔꿈치가 직각이 되도록 들어 올린다.
② 얼굴은 정면을 향한 채, 팔과 몸통을 비튼다(1세트 7회 정도).

※ 손을 바꾸어서 같은 동작을 되풀이한다.
※ 의자에 앉아서 해도 좋다.

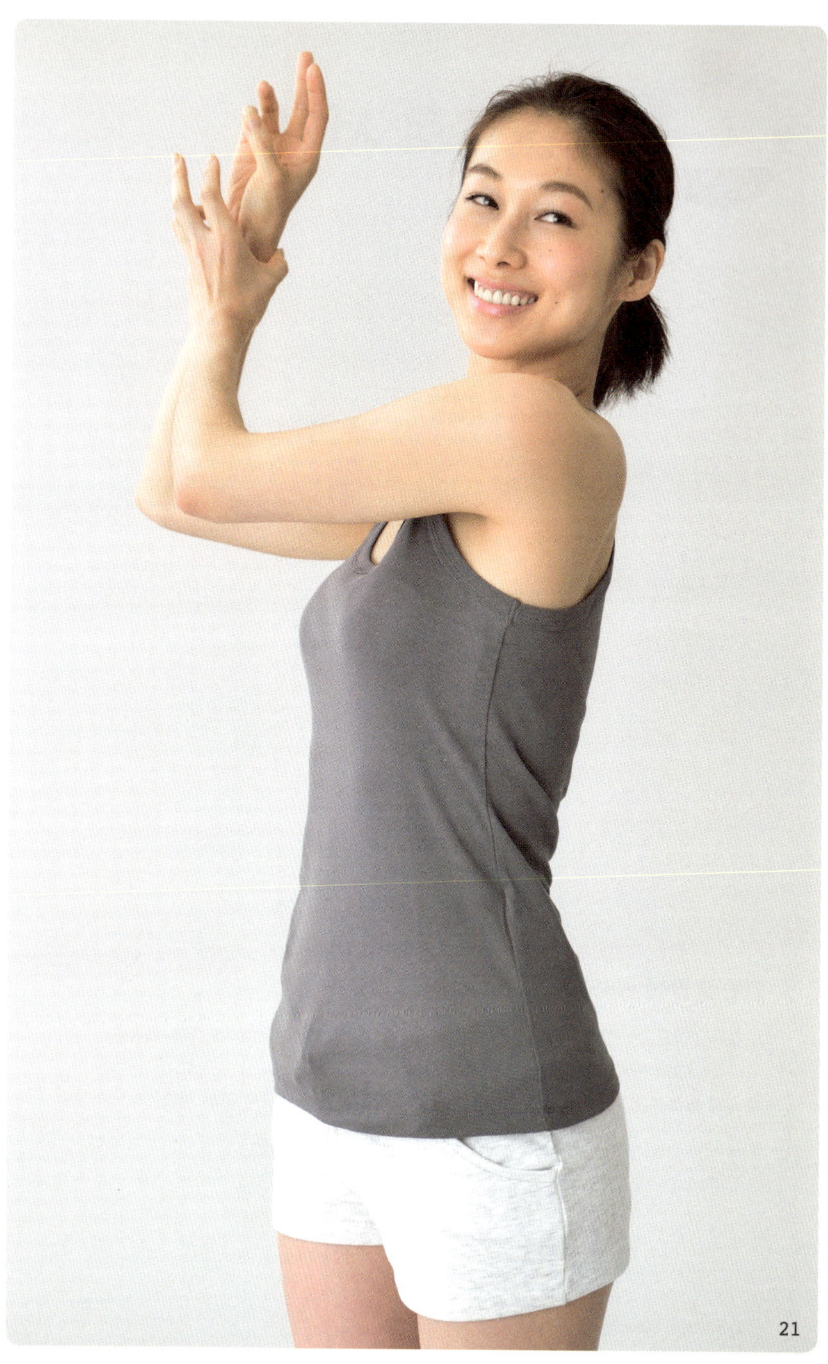

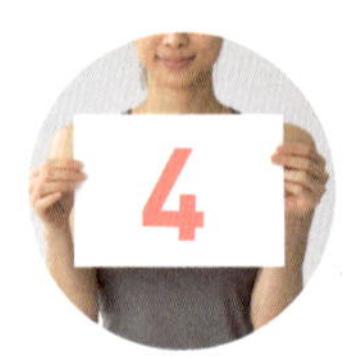

더블 T로 서기

서는 방법만 바꾸어도 피로가 풀린다고 말하면 많은 사람들이 놀란다. 지금 소개하는 '더블 T로 서기' 동작을 익히면 말의 의미를 실감할 수 있을 것이다. 익숙해지면 흔들리는 지하철에서 손잡이를 잡지 않고도 서 있을 수 있다. 옆에서 밀어도 몸이 그 힘을 흡수하기 때문에 '바람에 흔들리는 갈대'처럼 쓰러지지 않는다.

'서는 법'만 바꾸어도 몸의 긴장이 풀리고 피로가 사라진다!

① 크게 T라고 쓴 종이 두 장을 준비해서 바닥에 나란히 놓는다(종이를 180도 돌려서 ㅗ자가 되도록 한다).

② ㅗ의 세로선에 가운뎃발가락이, 가로선에 복사뼈 양쪽이 오도록 맞춰 선다.

※ 세로선(가운뎃발가락)과 가로선(양 복사뼈)이 만나는 점이 중심점에 해당한다.

※ 종이가 없더라도 대충 눈짐작으로 '더블 T' 자세를 만들 수 있다.

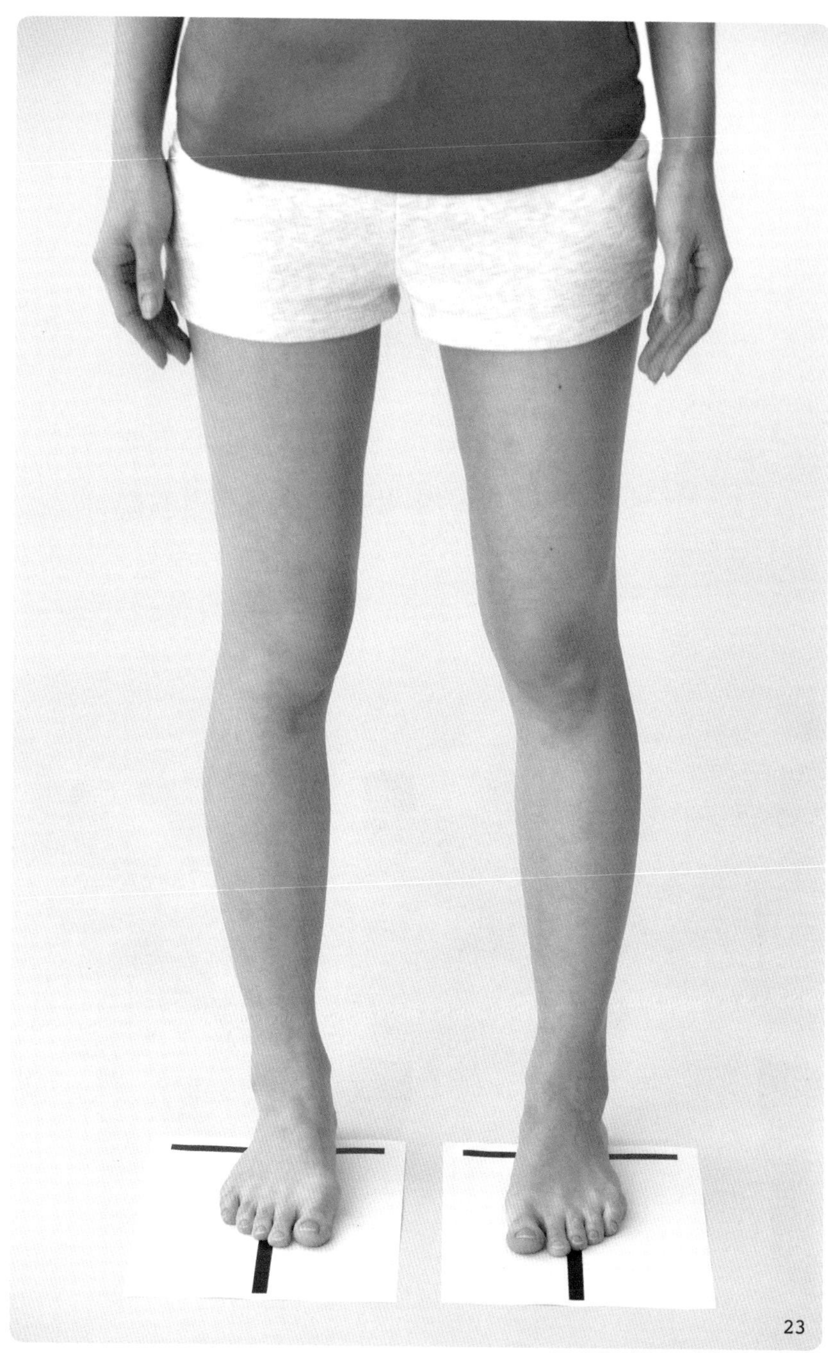

'더블 T'로 서면 밀어도 밀리지 않는다!

'더블 T'를 의식해서 서면 어깨의 힘이 빠지고 하반신이 저절로 안정된다. 그래서 파트너가 옆에서 밀어도 밀리지 않고 장시간 편안하게 서 있을 수 있다.

시험 삼아 평소에 서던 방법으로 서서 파트너가 밀었을 때와 비교해보기 바란다.

보통은 아무리 힘을 주어 버텨도 참지 못하고 쓰러지지만 '더블 T' 자세로 서면 신기하게도 상대의 힘에 밀리지 않는다(65쪽 참조).

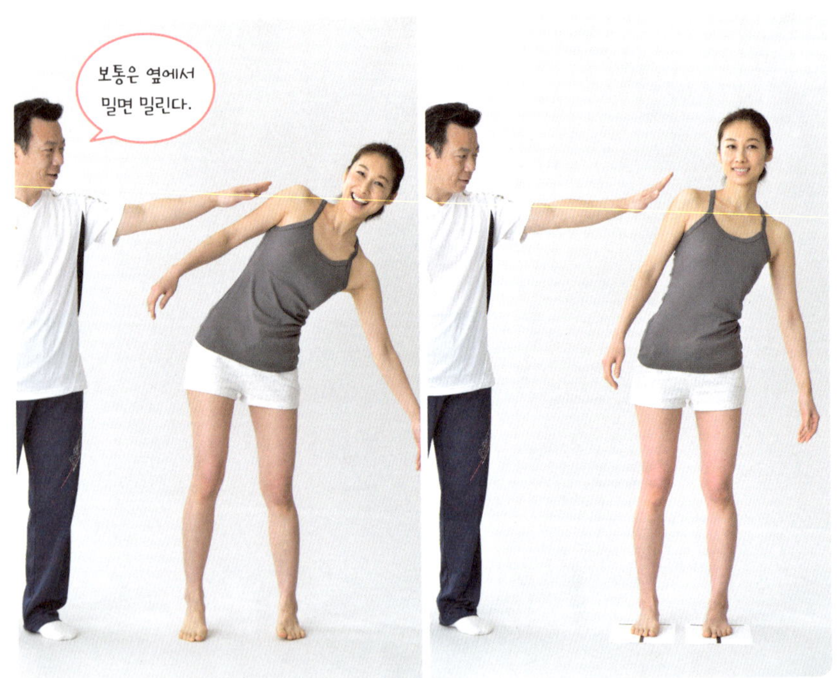

'팔 힘'이 갑자기 세진다!

이번에는 '더블 T' 자세로 팔씨름을 해보자. '더블 T' 자세를 취하지 않은 파트너와 마주보고 서서 팔씨름 동작을 취한다. 이때 상대가 나보다 체격이 좋더라도 몸의 무게를 활용하면 상대를 가볍게 이길 수 있다.

아무 종이나 밟고 서서 종이를 구기지 않으려고 의식하기만 해도 같은 효과를 낼 수 있다. 쉽게 말해, 힘주어 버티지 않을 때 더 큰 힘을 낼 수 있다는 뜻이다(66쪽 참조).

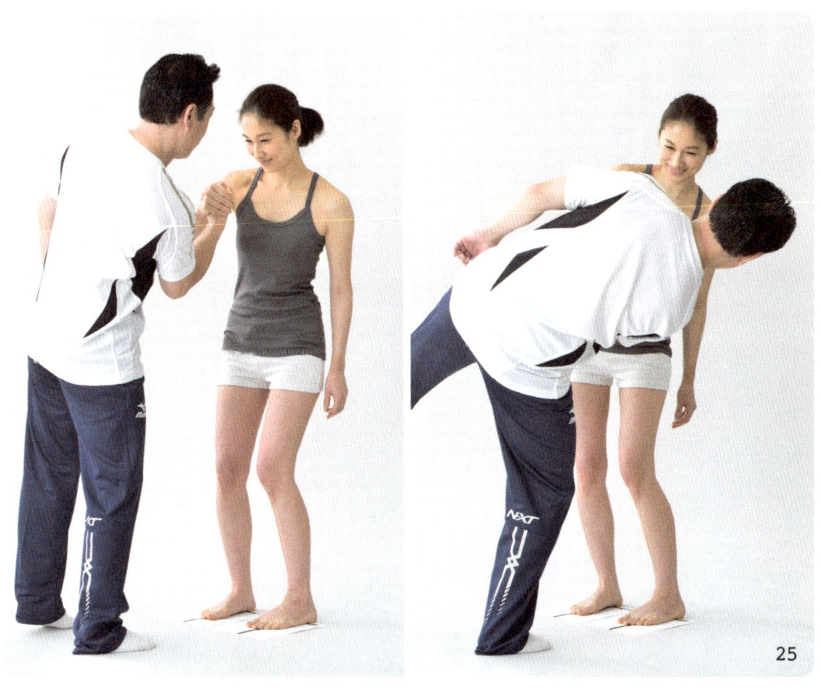

사무실에서 '뼈 스트레칭'

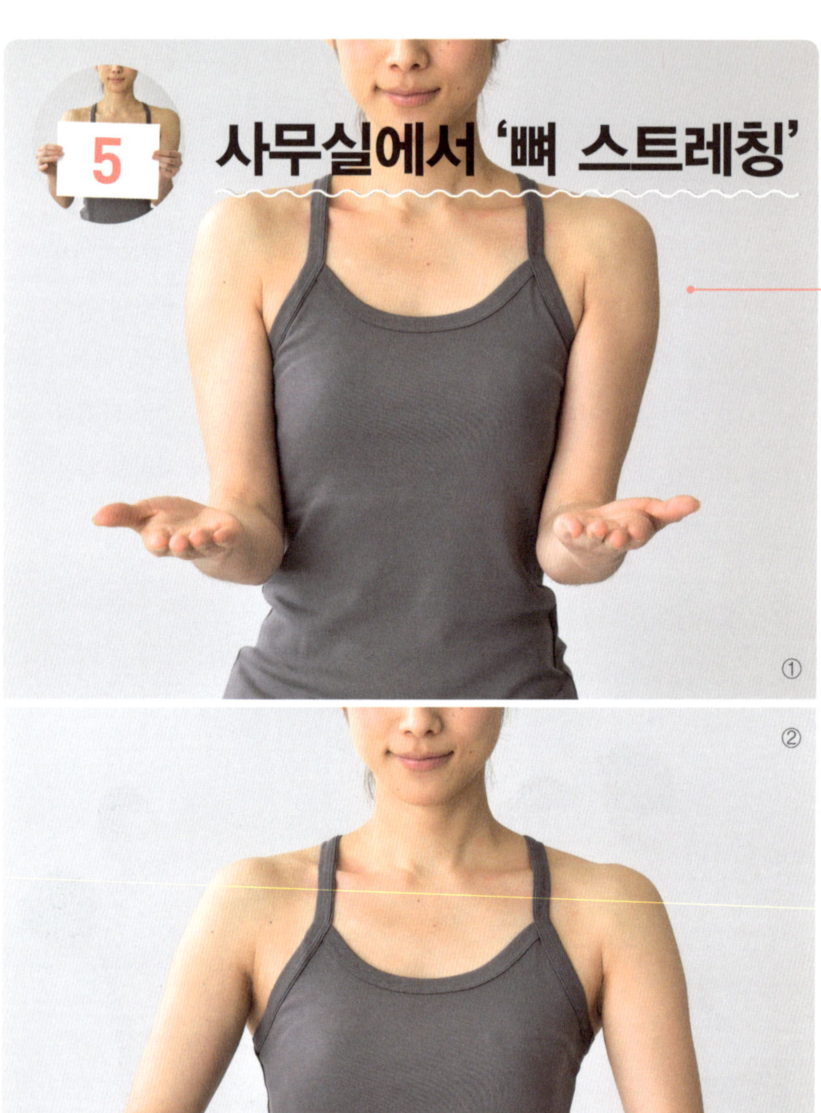

①

②

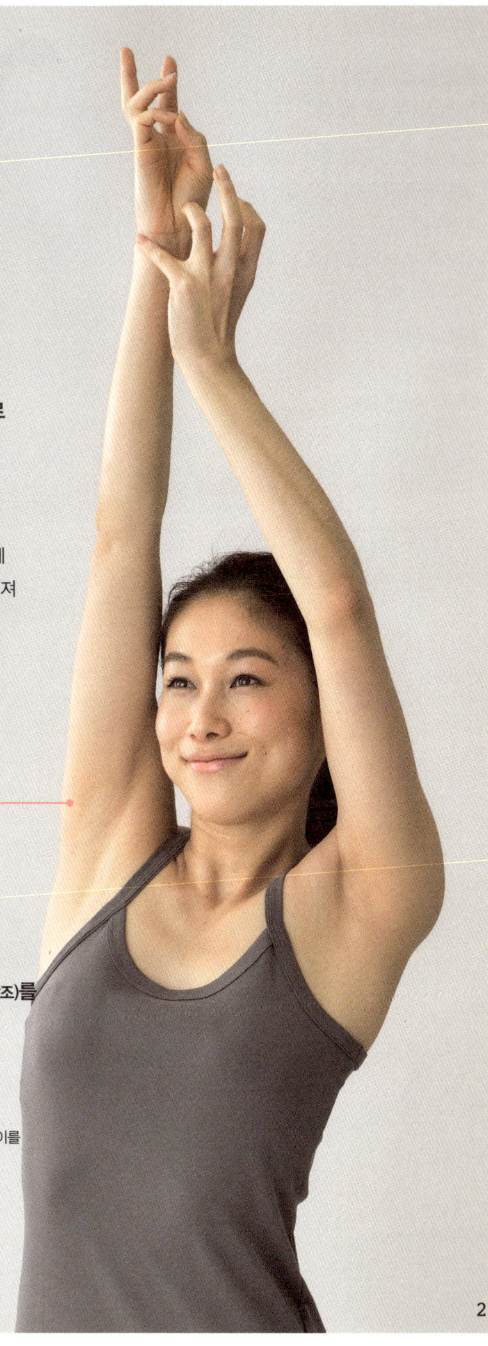

손바닥 뒤집기

**컴퓨터 작업을 하다가
힘들 때 해보자.**

① 양손을 내밀어서 손바닥이 위로
   향하게 한다.
② 이 상태에서 손바닥이 아래로
   가게 휙 뒤집는다.

※ 손끝을 많이 쓰는 작업을 하기 전에
   실시하면 어깨 근육의 긴장이 풀어져
   편안해진다.

손목 기지개

**뼈 스트레칭 기지개로
뭉친 근육을 풀어보자.**

① 발을 어깨너비로 벌리고 서서
   뼈 스트레칭의 기본자세(11쪽 참조)를
   만든다.
② 그대로 팔을 잡아 올리듯이
   위로 쭉 뻗는다(1세트 7회 정도).

※ 의자에 앉아서 해도 좋다(의자 등받이를
   이용해 몸을 뒤로 젖히면 된다).
※ 등뼈 관절의 막힘이 개선되어
   키가 커지기도 한다(105쪽 참조).

손목 스쿼트

무릎통증을 예방하고,
쉽게 일어설 수 있다.

① 의자에 앉은 상태에서 팔을 앞으로
   내밀어 직각으로 만든 뒤 '기본자세'를
   취한다.

② 그대로 스쿼트 동작을 하듯 일어선다.
   (1세트 7회 정도)

※ 손목을 잡아 위로 끌어올린다는 느낌으로
   당겨주면 허리도 함께 움직여서 편하게
   일어설 수 있다(73쪽 참조).

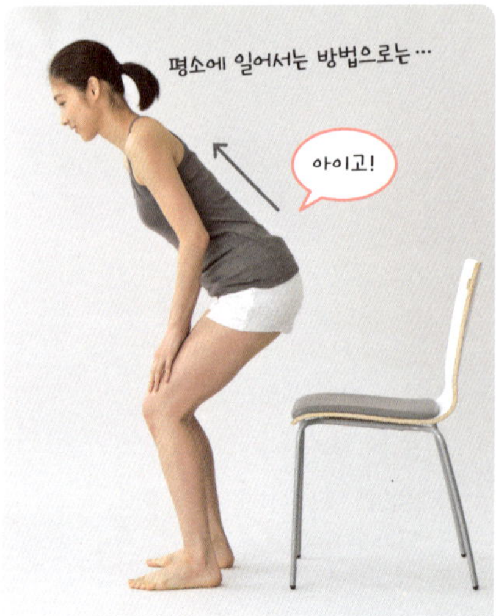

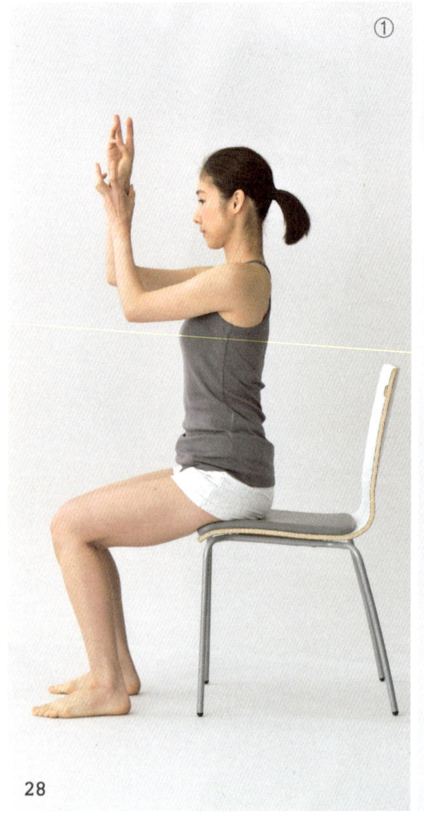

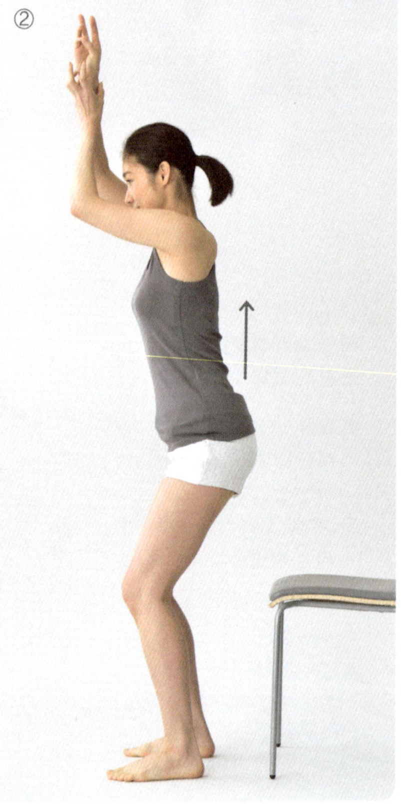

손목 허리 기지개

심한 요통을 완화시키는 초간단 방법!

① 의자에 앉은 상태에서 팔을 앞으로 쭉 뻗어 '기본자세'를 만든다.

② 손목을 앞으로 잡아당긴다는 느낌으로 허리를 쭉 뻗는다(1세트 7회 정도).

※ 파트너에게 팔꿈치를 잡아당기게 하면 효과가 더욱 크다. 허리나 무릎통증의 예방과 개선에 도움이 된다(145쪽 참조).

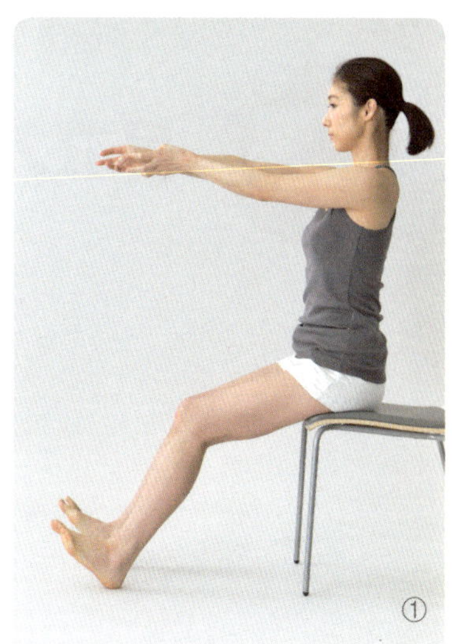

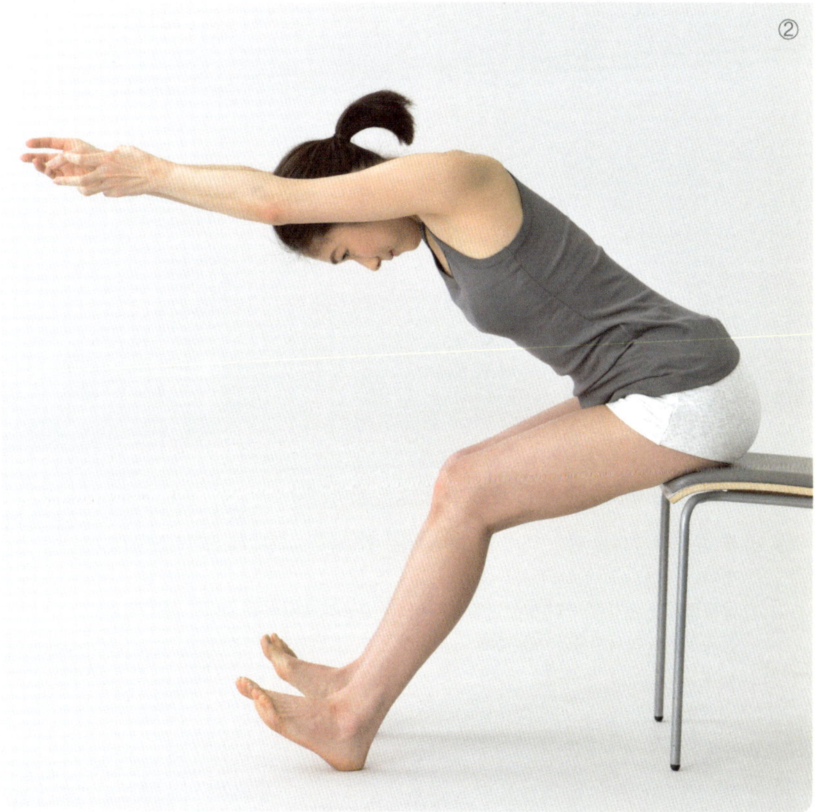

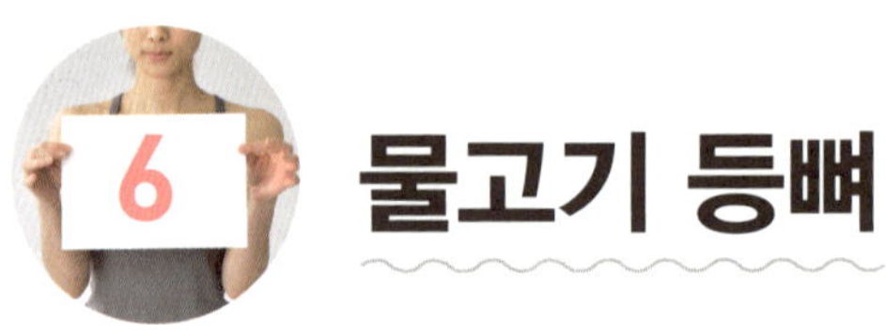

물고기 등뼈

뼈 스트레칭에는 몸 깊숙이 자리한 뼈를 움직여서 주변의 근육 뭉침을 해소하는 방법도 있다. 그중 하나가 갈비뼈에 낀 녹을 제거하는 '물고기 등뼈'라는 이름의 동작이다. 주먹을 쥐었을 때 만들어지는 톱니처럼 울퉁불퉁한 손가락 부분으로 갈비뼈 일대를 약간 세게 문지르듯이 마사지하면, 상반신의 뭉친 근육이 풀어져서 팔이 부드럽게 돌아가기 시작한다.

갈비뼈에 낀 녹을 제거하면 팔이 부드럽게 돌아간다.

① 두 손 모두 주먹을 쥔다. 이때 엄지손가락은 제외하고 나머지 네 손가락만 말아 쥔다.

② 울퉁불퉁한 손가락 마디 부분으로 옆구리 양 옆구리의 갈비뼈 일대를 위아래로 문지르듯이 마사지한다(1세트 10회).

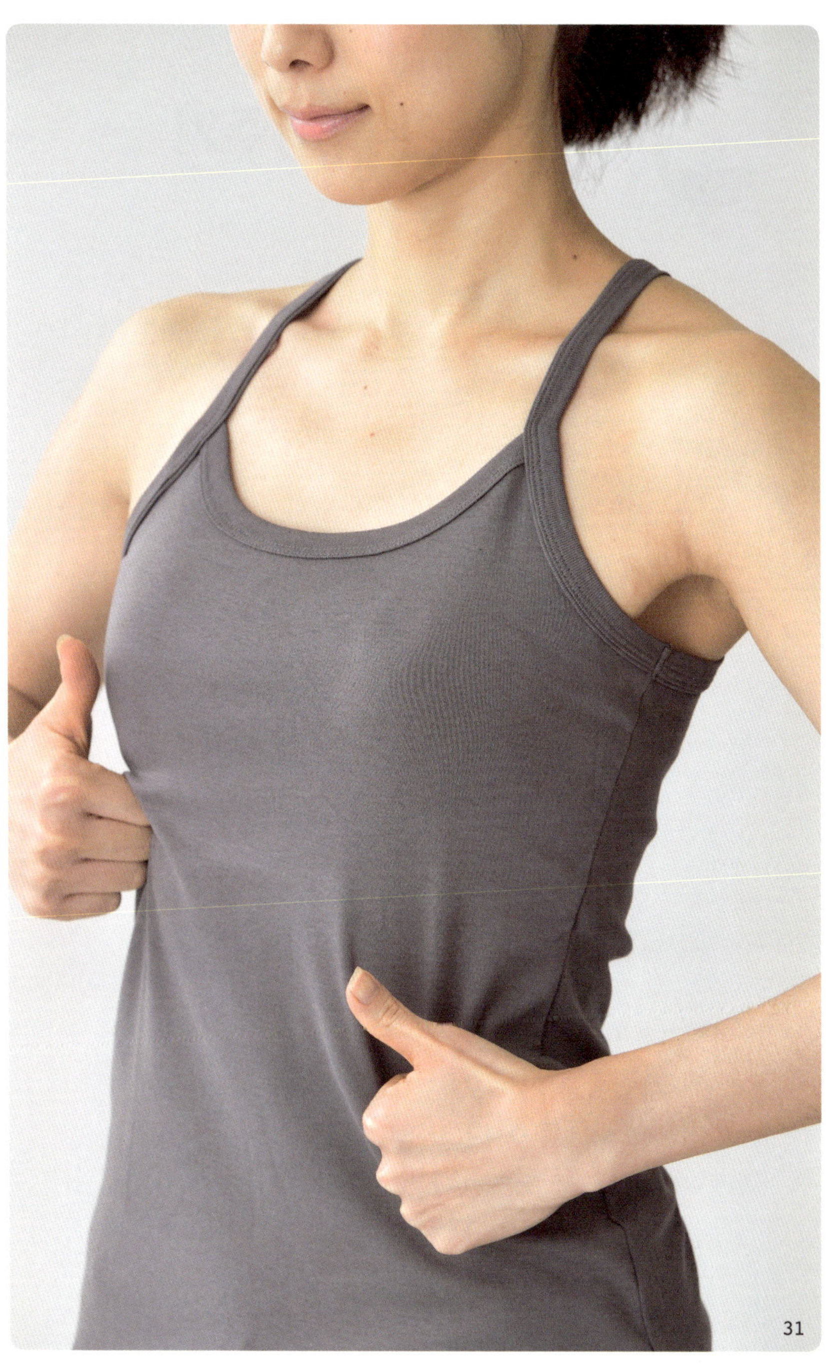

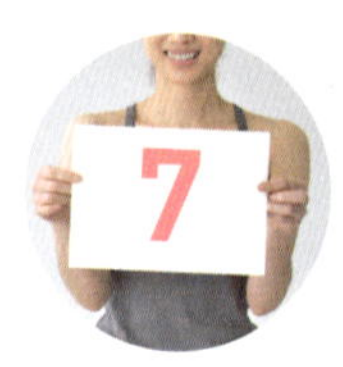

부리돌기 풀어주기

위팔과 빗장뼈를 잇는 어깻죽지 일대에는 '부리돌기(모구돌기)'라는 뼈가 있다. 빗장뼈 아래쪽의 새 부리 모양처럼 생긴 부분으로, 그다지 친숙한 이름은 아닐 것이다.

이 부위를 손가락 끝으로 천천히 마사지하면 몸 깊숙이 뭉친 근육을 효과적으로 풀 수 있다. 조금 아프다고 느낄 정도로 마사지하는 것이 포인트인데, 언제 어디서나 쉽게 할 수 있으므로 피곤함을 느낄 때마다 해주면 기분전환에도 아주 좋다.

언제 어디서나 쉽게, 몸속 깊은 곳의 뭉침을 풀어주는 마사지!

부리돌기에 손가락 끝을 대고 세게 누르듯이 마사지한다.

※ 1세트 10회를 기준으로 양쪽 부리돌기 일대를 구석구석 풀어준다.

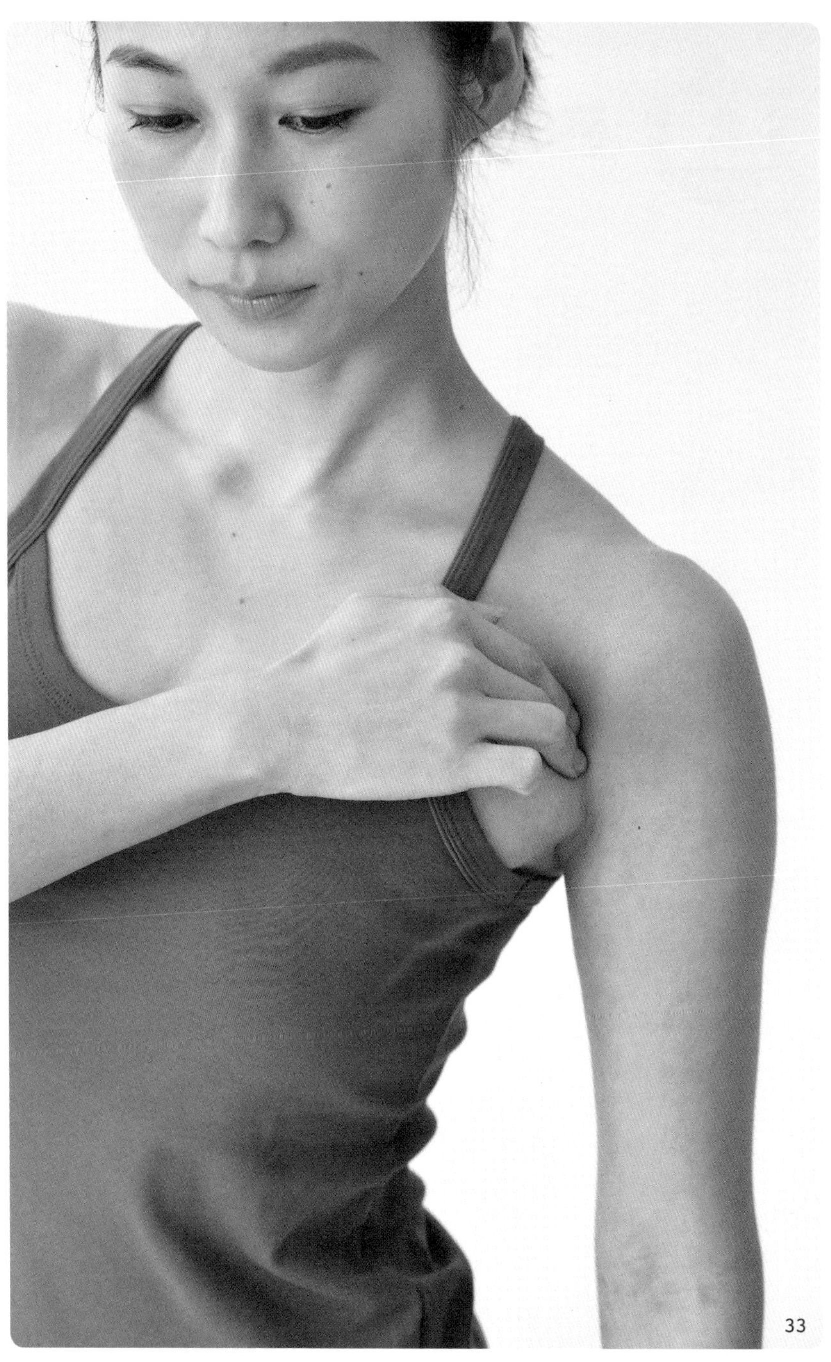

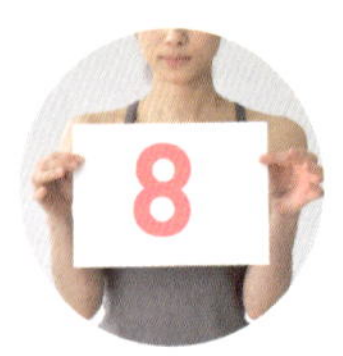

큰허리근 풀어주기

큰허리근은 몸통에 있는 심층근(몸속 깊이 위치하여 자세의 안정과 유지를 돕는 근육) 중 하나로, 몸 안쪽에 자리하고 있기 때문에 직접 풀어줄 수가 없다. 그런데 놀랍게도 복사뼈 아래 일대를 엄지손가락과 새끼손가락으로 마사지하면, 심층근이 자극을 받아 일상 동작들이 더욱 유연하고 편해지는 것을 느끼게 될 것이다.

'복사뼈 아래'를 마사지하면 몸속 깊은 근육이 풀린다!

① 한쪽 무릎을 세워서 앉는다.

② 양손의 엄지손가락과 새끼손가락으로 세운 쪽 다리의 복사뼈 아래를 마사지한다(1세트 10회 기준).

※ 반대쪽 다리도 같은 방법으로 마사지한다(95쪽 참조).

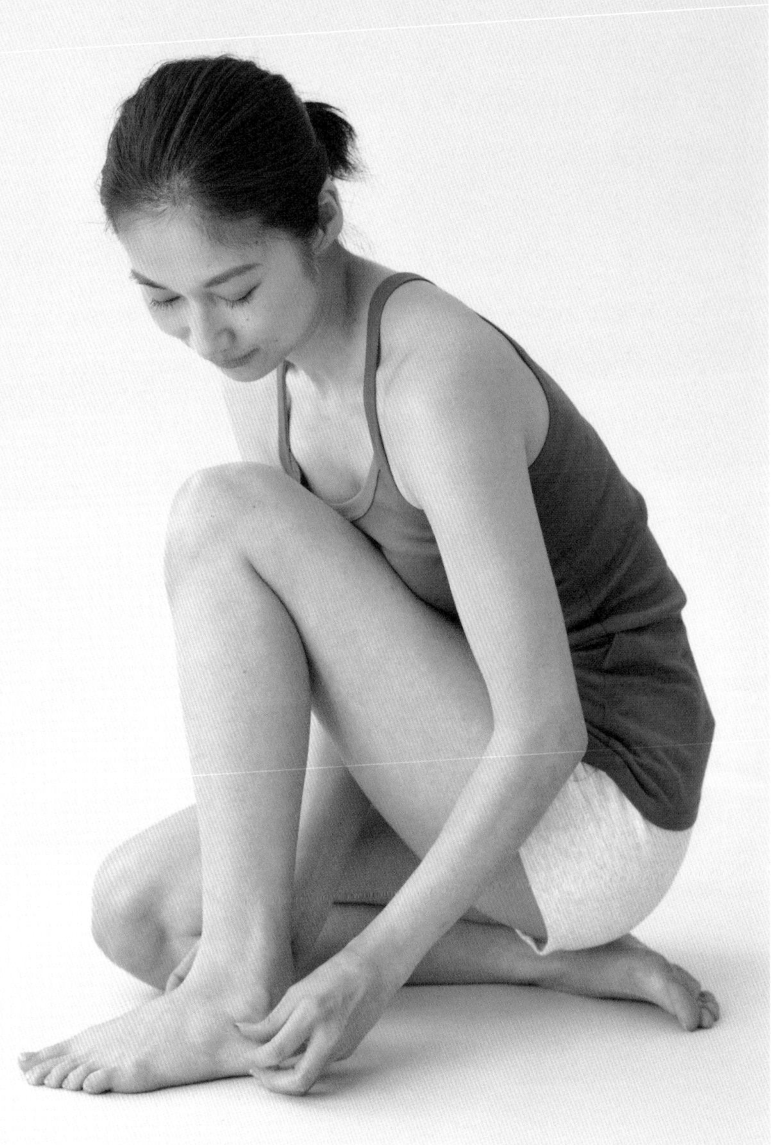

꾸준히 하면 몸이 가뿐해진다!

뼈 스트레칭의 장점은 한 번 배우면 누구나 쉽게 할 수 있다는 것이다. 다시 말해 누구나 요령을 터득하기 쉽다는 뜻이다. '뼈를 잡고 누르는 것'이 뼈 스트레칭의 전부나 다름없기 때문이다.

그래서 전문 운동선수에서부터 일반인까지, 남녀노소 누구나 즐기면서 시도할 수 있으며, 그 효과도 놀랄 만큼 뛰어나다. 뼈 스트레칭을 꾸준히 하면 통증이 사라지고 몸이 유연해져서 일상생활에서의 움직임이 한층 더 편해질 것이다.

하루에 5분이라도 좋으니 자신에게 맞는 방법을 몇 가지 선택해 지속적으로 실천하기 바란다.

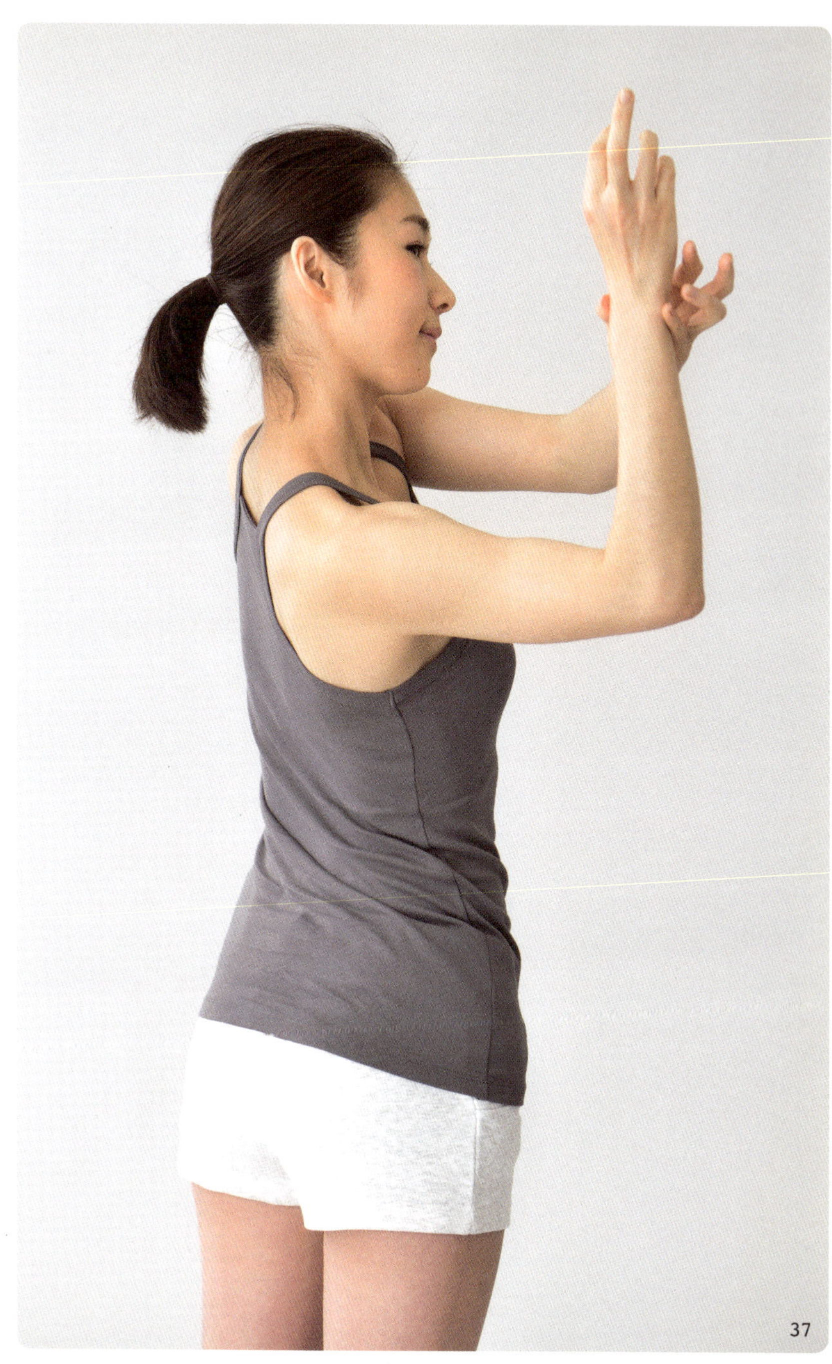

하루 3 0 초

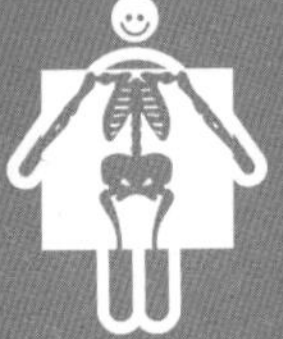
뼈 스트레칭

'뼈'를 쓰면 건강해진다

'뼈 스트레칭'이란 무엇일까?

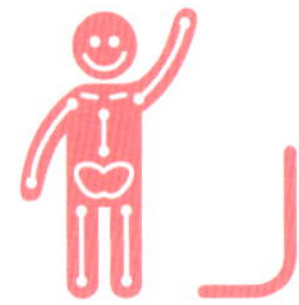

왜 근육보다 뼈가 중요할까?

나는 원래 육상 단거리선수였다. 선수생활 내내 추구했던 것은 오직 '빨리 달리는 것'뿐이었다. 하지만 좋은 체격을 타고나지 못한 탓에 무엇보다 웨이트트레이닝에 집중했다. 기록을 단축하고 상위권으로 진입하려면 근력을 더욱 향상시키고 순발력을 강화하는 것이 급선무라고 믿었기 때문이다.

전국의 뛰어난 육상선수들이 모이는 대학의 육상부에 소속된 뒤, 국가대표가 되고 싶다는 일념으로 누구보다 열심히 훈련했지만 결과는 생각만큼 좋지 않았다. 가장 중요한 순간에 부상을 당하는 일이 잦아서 '나는 대체 뭐가 부족해서 이럴까?' 하고 여러 번 자문하기도 했다.

그 답을 찾게 된 것은 선수 시절이 아니라 트레이너가 되고서였다. 전통무술을 접하면서 비로소 내게 무엇이 부족했는지 깨닫게 된 것이다.

그것은 바로 몸을 쓰는 법이었다. 예로부터 전해온 전통무술은 여태껏 선수생활을 하면서 익혔던 트레이닝 내용과 달리 근력보다 뼈의 움직임을 중요시했다.

'뼈의 움직임'이라고 하면 감이 오지 않는 사람도 있을 것이다. 자세한 내용은 이 책을 통해 앞으로 차근차근 전하겠지만, 핵심만 말하자면 뼈를 의식해서 사용하면 몸의 움직임이 몰라보게 달라진다. 부상도 눈에 띄게 줄고 사소한 일로는 쉽게 피로를 느끼지 않을 만큼 지구력도 생긴다.

그렇다. 우리가 평소에 쓰는 '요령을 파악한다'는 말에서의 '요령'이 바로 '뼈'를 의미했던 것이다(일본어로 요령과 뼈는 모두 코츠(こつ)로 발음이 똑같다).

이 사실은 지금까지의 상식이 완전히 뒤집어지는 큰 충격이었다. 이 일을 계기로 선수 시절의 훈련은 모두 잊고, 몸 사용법을 처음부터 다시 공부하기 시작했다.

그 결과 태어난 것이 몸의 결림이나 통증을 풀고 기분 좋게 움직일 수 있는 몸을 만드는 '뼈 스트레칭'이다.

● 누구에게나 효과가 있다

뼈 스트레칭을 고안한 이후, 지금까지 수많은 운동선수들을 지도했다. 이들은 육상경기는 물론 야구, 축구, 테니스, 골프, 수영 등 다양한 분야에서 활약하고 있다.

일개 육상 단거리선수였던 내가 이처럼 다양한 분야의 선수들을 지도할 수 있게 된 것은 '몸을 움직이는 요령'을 터득했기 때문이다. 경기 종류에 따라 움직이는 방법의 차이는 있어도 선수 한 사람 한 사람의 몸동작은 크게 다르지 않다. 그러므로 어떤 분야의 선수든 같은 관점에서 대응할 수 있는 것이다.

"이 굳은 데를 풀어주고 이런 식으로 몸을 쓰면, 지금까지의 자세가 극적으로 달라집니다."

이런 조언을 하다 보니 서서히 입소문이 나서 지금은 일반인 중에도 뼈 스트레칭을 배워서 실천하는 사람이 늘고 있다. 전국에서 열리는 뼈 스트레칭 교실에 초등학생에서부터 바쁜 직장인과 주부, 70세가 넘는 고령자까지 남녀노소를 불문하고 누구나 참여해 즐기는 수준이다.

"몸의 결림이나 통증에서 해방되고 싶다."

"운동 부족으로 무뎌진 몸을 회복하고 싶다."

"허리를 좀 더 날씬하게 만들고 싶다."

"바른 자세를 만들어서 하루하루 생기 있게 보내고 싶다."

이 외에도 몸과 관련된 다양한 고민이 있다면 뼈 스트레칭으로 해결할 수 있다.

뼈 스트레칭은 언제 어디서나 쉽게 할 수 있고 단시간에 효과를 보기 때문에, 누구나 몸의 부조(不調)가 원활하게 개선되어 기분 좋게 움직일 수 있는 몸을 만들 수 있다.

엄지손가락과 새끼손가락으로 뼈 누르기

뼈 스트레칭의 첫걸음인 기본자세부터 소개한다.

양손의 엄지손가락과 새끼손가락으로 다음과 같은 자세를

만든다(12쪽 참조).

기본자세

1. 오른손 엄지손가락과 새끼손가락을 맞붙여서 고리를 만든다.

2. 왼손 엄지손가락과 새끼손가락으로 오른손 손목의 튀어나온 뼈를 누른다.

이로써 뼈 스트레칭의 기본자세는 완성이다. 조금 특이해 보이는 이 자세를 유지하면서 '손목 흔들기'라고 부르는 동작을 따라해보자(14쪽 참조).

손목 흔들기

1. 뼈 스트레칭의 '기본자세'를 만든 다음 팔을 앞으로 가볍게 내민다.
2. 오른손(눌린 쪽) 손목을 좌우로 흔들흔들 흔든다.

손목 흔들기를 편안한 자세로 7번 정도 한 다음 흔들었던 팔을 빙빙 돌려보자.

평소보다 팔이 훨씬 부드럽게 돌아가는 것이 느껴지는가? 손목을 흔들었을 뿐인데 어깨 주변이 저절로 풀려서 팔을 부드럽게 움직일 수 있게 된 것에 깜짝 놀랄 것이다.

● 몸의 일부만 푸는 것은 역효과

'손목 흔들기'의 효과는 평소에 손을 터는 운동과 비교하면 더욱 쉽게 실감할 수 있다.

운동 전 워밍업으로 손을 아래위로 터는 사람이 많은데, 손을 털고 나서 팔을 돌려보면 오히려 팔이 무겁게 느껴질 때가 있다. 몸을 가뿐하게 풀려고 한 행동인데 왜 더 무거워진 느낌이 드는 걸까? 다른 스트레칭도 마찬가지지만, 손을 털거나 팔을 뻗거나 하는 동작은 '몸의 일부'만 풀어준다.

몸은 팔, 다리, 머리, 몸통 어느 하나 단독으로 움직이지 않는다. 각각의 부위가 서로 연동해서 일어서고, 앉고, 걷고, 달리는 다양한 동작을 만들어내는 것이다. 다시 말해, 신체는 정교한 연동장치와 같아서 하나의 동작을 만들려면 각 부위가 연쇄적으로 움직여야 가능하다는 뜻이다.

몸의 일부를 풀어주어도 이러한 연계를 살리지 못하면 부드러운 동작을 만들어낼 수 없다. 오히려 몸 전체의 균형을 깨뜨려 자연스러운 움직임을 방해한다.

몸의 결림이나 통증을 해소하고 자연스러운 움직임을 되찾기 위해서는 우선 몸의 각 부분을 서로 연결해나가야 한다.

이때 열쇠를 쥔 것이 바로 뼈다. 몸을 부드럽게 움직이려면 앞에서 이야기한 손목 흔들기를 떠올려보자. 왼손 엄지손가락과 새끼손가락으로 오른손 손목뼈를 누른 상태에서 오른손 손목을 흔들면 팔에서부터 어깨에 걸친 일대가 함께 움직이는 것을 느낄 수 있다.

시험 삼아 거울 앞에 서서 손목 흔들기를 해보자. 손목을 흔들수록 흔드는 쪽 어깨가 아래로 쳐지는 것을 볼 수 있다. 파트너와 마주보고 하면 상대방의 어깨 변화를 더욱 뚜렷이 확인할 수 있을 것이다.

손목만 흔들었을 뿐인데 어깨가 저절로 풀린다. 뼈를 눌러줌으로써 자극이 어깨 일대까지 전해져서 굳은 근육이 효과적으로 풀리기 때문이다.

● 엄지손가락과 새끼손가락을 쓰는 이유

엄지손가락과 새끼손가락을 쓰는 이유는 무엇일까? 이유를 알기 전에 먼저 손가락이 하는 일부터 생각해보자.

젓가락질하는 장면을 떠올려보면 알 수 있는데, 이때 엄지손가락은 거들기만 할 뿐 주된 움직임은 집게손가락과 가운뎃손가락이다. 엄지손가락에 쓸데없이 힘을 주면 젓가락질을 제대로 할 수 없다. 칼질이나 자동차 핸들을 쥘 때도 마찬가지다. 역시 엄지손가락은 가볍게 거들기만 한다.

하지만 새끼손가락은 어떤가. 칼을 쥘 때 새끼손가락에 힘이 들어가지 않으면 칼질을 제대로 할 수 없다. 자동차 핸들도 마찬가지다. 엄지손가락은 브레이크, 새끼손가락은 액셀러레이터인 셈이다.

일상생활에서 겪는 다양한 장면을 떠올리며 이런 식으로 연상해도 좋다. 재미있는 점은 엄지손가락과 새끼손가락을 서로 맞붙이면 두 힘이 상쇄되어 전신의 힘이 자연스럽게 빠지는 중립상태가 된다는 것이다.

이는 결코 어려운 이야기가 아니다. 엄지손가락과 다른 손가락의 조합을 비교해보면 금세 확인할 수 있다.

시험 삼아 엄지손가락과 집게손가락을 맞붙여서 고리를 만들어보자. 엄지손가락과 새끼손가락의 조합에 비해 상당히 큰 힘을 줄 수 있을 것이다. 이 말은, 기본자세를 취할 때 자칫 힘이 너무 과하게 들어가거나 반대로 힘이 제대로 들어가지 않아서 동작이 흐트러질 수 있고, 그만큼 제대로 된 효과를 얻을 수 없음을 의미한다.

나머지 손가락과의 조합도 마찬가지다. 다른 손가락과도 시도해보면 엄지손가락과 새끼손가락의 조합이 가장 힘을 주기 어렵다는 사실을 알 수 있다. 그렇다, 액셀러레이터와 브레이크를 연결함으로써 중립이 되는 것이다.

무의식적으로 낭비하는 힘을 의식적으로 뺀다는 것은 매우 어려운 일이지만, 엄지손가락과 새끼손가락을 활용하면 누구나 간단히 실행할 수 있다.

뼈 스트레칭은 이러한 힘의 중립을 바탕으로 뼈를 누르기만 하면 곧바로 똑같은 동작을 재현할 수 있기 때문에 시간이 지나도 요령을 잊어버리는 일이 없다. 힘을 주는 정도에 따라 결과가 달라지는 일도 없으므로 언제나 같은 효과를 얻을 수 있는 것이다.

'파워 루트'란 무엇인가?

엄지손가락과 새끼손가락을 서로 연결하는 동작에는 '파워 루트를 만든다'는 중요한 의미도 담겨 있다.

'손목 흔들기'에서는, 단순히 손목 뼈를 누르는 동작만이 아니라 흔드는 쪽 손의 엄지손가락과 새끼손가락을 서로 맞붙여서 고리를 만들었다.

이는 몸의 말단을 닫아줌으로써 제각각 움직이던 몸의 각 부분을 하나로 이어 전체로 움직이게 만든 것이다. 나는 이러한 연결을 '파워 루트'라고 부른다.

예로 육상선수에게 둥글게 뭉친 휴지를 양손에 가볍게 쥐고 달리라고 지도할 때가 있다. 이렇듯 신체의 말단을 닫으면 팔을 지나치게 흔들지 않게 되고, 몸통도 효과적으로 움직일 수 있기 때문이다(손을 가볍게 쥐는 것만으로도 파워 루트의 효과를 얻을 수 있다).

뼈 스트레칭은 신체의 말단을 닫는 것으로 끝나는 것이 아니라, 몸의 마디마디를 눌러줌으로써 몸 전체의 연결을 더욱 강화한다. 더구나 엄지손가락과 새끼손가락을 사용해 힘의 세기를 중립으로 만들어 쓸데없는 힘을 쓰지 않고 파워 루트를 만들 수 있다. 따라서 평소에 쉽게 의식하지 못하는 심층근(몸속 깊이 위치하여 자세의 안정과 유지를 돕는 근육)도 효과적으로 단련할 수 있다.

'말단의 움직임을 제어함으로써 몸 전체를 하나로 연결한다'는 점이 바로 극적인 효과를 만들어내는 뼈 스트레칭의 비밀인 것이다.

● **어깨결림이 단박에 풀린다**

다음으로, 뭉친 어깨를 풀어주는 '손목 어깨뼈 스트레칭'을 소개한다(20쪽 참조).

손목 어깨뼈 스트레칭

1. 발을 어깨너비로 벌리고 서서 뼈 스트레칭의 '기본자세'를 만든다.

2. 오른손(눌린 쪽 손) 팔꿈치가 직각이 되도록 들어 올린다.

3. 얼굴은 정면을 향한 채 몸을 오른쪽으로 비튼다.

7회 정도 몸을 비튼 뒤에 팔을 돌려보면 '손목 흔들기'를 했을 때보다 더욱 부드럽게 돌아가는 것을 알 수 있다.

어깨뼈 일대는 상반신의 근육을 풀어준다는 점에서 매우 중요한 부위다. 나도 모르게 어깨에 힘을 주거나, 힘이 들어가 있다고 느끼는 것은 이 일대가 굳어 움직이지 않는다는 뜻이다.

어깨뼈는 빗장뼈나 갈비뼈, 골반이 움직일 때도 연동하기 때문에 손목 어깨뼈 스트레칭을 하면 상반신 전체가 자극을 받아 굳은 근육이 쉽게 풀린다. 시험 삼아 해보면 알 수 있지만, 허리를 탄탄하게 조여주는 효과도 뛰어나다.

손목 어깨뼈 스트레칭은 의자에 앉아서도 할 수 있으므로 책상 앞에서 일하는 틈틈이 기분전환 삼아 해보는 것도 좋다.

빗장뼈를 눌러서 허리를 탄탄히 조인다

뼈 스트레칭에서는 '빗장뼈를 누르는 것'을 중시한다. 빗장뼈를 누르는 데는 엄지손가락과 새끼손가락만을 이용한다.

평상시에 하지 않았던 동작이라 어색하게 느껴질지도 모른다. 그러나 빗장뼈는 어깨뼈, 복장뼈(흉골)와 연결되어 있어 몸통과 팔을 이어주는 기능을 하는 부위다. 즉, 전신의 움직임을 유연하게 해서 부드러운 몸동작을 실현하는 데 중요한 역할을 맡고 있는 것이다.

먼저, 허리를 조여주는 효과가 뛰어난 '빗장뼈 비틀기'에 도전해보자(16쪽 참조).

빗장뼈 비틀기

1. 발을 어깨너비로 벌리고 서서 양손의 엄지손가락과 새끼손가락으로 빗장뼈를 잡고 지그시 눌러준다.

2. 얼굴은 정면을 향한 채, 몸을 좌우로 비튼다.

서서 해도 좋고 의자에 앉아서 해도 좋다. 7회를 1세트로 해서 꾸준히 하면 좋다.

예전에 뼈 스트레칭에 관심이 많은 일반인 30명을 대상으로 뼈 스트레칭 대표 동작을 하루 5~10분, 2주 동안 꾸준히 실시하게 한 적이 있다.

식사와 운동은 평소처럼 하고, 뼈 스트레칭만 더해서 다이어트 효과가 얼마나 있는지 시험해본 것인데, 허리둘레가 평균 2.9센티미터 줄어드는 예상 밖의 결과를 얻었다.

허리둘레가 3센티미터 이상 줄어든 사람은 16명이었고, 허벅지 둘레가 2~3센티미터 준 사람도 7명이나 되었다. 여기서 주목할 것은, 이 실험에 참여한 사람들에게 가장 호평을 받았던 스트레칭 동작이 바로 빗장뼈 비틀기라는 것이다.

실제로 빗장뼈 비틀기를 해보면 평소에 몸을 비트는 것과는 비교도 되지 않을 만큼 허리가 비틀리는 것을 실감할 수 있다. 이것은 빗장뼈를 잡고 누르는 것만으로도 허리 주변의 지방이 쉽게 연소된다는 사실을 증명하는 셈이다. 여기에 '손목 어깨 뼈 스트레칭'을 병행하면 더욱 큰 효과를 볼 수 있다.

빗장뼈는 어깨뼈나 골반과 달리 지금까지 거의 주목받지 못했다. 하지만 빗장뼈는 온몸을 부드럽게 움직이게 하는 열쇠를 쥐고 있다.

옛날 사람들은 이 사실을 알고 있었는지, 빗장뼈를 '거골(巨骨)'이라고 불렀다. 매우 '위대한 뼈'로 인식했던 것이다.

고대 중국에서는 죄인의 몸에 구멍을 뚫어서 이 뼈에 쇠사슬(鎖)을 걸었다고 한다. 여기에서 '쇄골(빗장뼈)'이라는 이름이 유래됐다고 들은 기억이 있다. 몹시 끔찍한 이야기지만, 이 뼈에 쇠사슬을 걸면 죄인이 도망치지 못한다고 생각했던 것이다.

실제로 빗장뼈는 어깻죽지와 연결되어 있기 때문에 빗장뼈를 능숙하게 움직일 수 있으면 팔과 몸통이 연동해서 누구나 강한 펀치를 날릴 수 있다. 이름 하여 '빗장뼈 펀치'! 우선은 즐긴다는 느낌으로 파트너의 손바닥에 펀치를 날려보자.

평소에 주먹을 날리는 방법으로는 아무리 힘껏 때려도 주먹에 힘이 들어가지 않는다. 더구나 보통여성이라면 엉덩이가 뒤로 빠진 '엉거주춤한 자세'를 취하기 쉬워 마음먹은 대로 펀치를 날리기 어렵다.

하지만 이번에는 제대로 '빗장뼈 펀치'를 날려보자(18쪽 참조).

빗장뼈 펀치

1. 엄지손가락과 새끼손가락으로 펀치를 날릴 쪽의 빗장뼈를 잡고 지그시 누른다.

2. 그대로 파트너의 손바닥에 펀치를 날린다.

단지 빗장뼈를 누른 것만으로도 허리가 안정되어 힘센 펀치를 날릴 수 있다.

직접 해보면 알겠지만, 전혀 연습하지 않아도 거의 모두가 놀라울 만큼 센 펀치를 날릴 수 있을 것이다. 평상시에 해본 적이 없어 동작이 어색한 사람도 있겠지만, 뼈를 의식하느냐 아니냐에 따라 몸의 움직임이 크게 달라진다는 사실은 확인할 수 있을 것이다.

뼈 스트레칭을 하면 자연스레 몸의 유연성도 향상된다. 지금까지 거의 의식하지 않고 살던 뼈에 주목함으로써 하루가 다르게 몸 관리가 수월해지는 것을 실감할 수 있을 것이다.

몸통은 풀어주는 편이 좋다

'빗장뼈 비틀기'나 '손목 어깨뼈 스트레칭'은 허리를 조여줄 뿐만 아니라 몸통의 유연성을 높이는 효과도 있다. 빗장뼈, 복장뼈(흉골), 어깨뼈, 갈비뼈, 골반 전체가 자연스레 연동하도록 돕기 때문에 전신이 매끄럽게 움직이는 것이다.

최근에는 몸통 트레이닝을 실천하는 사람이 늘었는데, 몸통은 신체 부위 중에서 가장 표면적이 넓다. 이 몸통이 제대로 움직이지 않으면 부드럽게 몸을 움직일 수 없기 때문에 몸통 트레이닝은 확실히 중요하다. 다만 몸통은 단단하게 만드는 것보다 느슨하게 풀어주는 편이 좋다고 생각한다.

몸통이라고 하면 제일 먼저 복근을 떠올리는 사람이 많다. 늘어진 뱃살을 조금이라도 탄탄하게 조이기 위해서 매일같이 땀 흘리며 힘든 복근운동에 매달리는 사람도 있을 것이다.

힘들게 운동하지 않으면 탄력 있는 체형을 만들 수 없을까? 다른 방법으로는 몸통을 효과적으로 사용할 수 없을까?

그렇지는 않다. 무리해서 복근운동을 하지 않아도 된다. 강도 높은 운동을 하지 않아도 빗장뼈 비틀기만 제대로 하면 늘어진 배를 충분히 탄탄하게 만들 수 있다.

치타나 사자 같은 야생동물을 보면 알 수 있듯이 애초에 복근은 부드러운 상태다. 고양이를 키우는 사람은 고양이의 배를 쓰다듬어 보자. 복근이 여러 개로 나뉘어서 올록볼록 튀어나온 고양이는 없다. 그런데도 그토록 날렵하고 가뿐하게 움직인다.

뒤에서 자세히 설명하겠지만, 무리해서 힘든 트레이닝을 할 필요가 없다. 뼈 스트레칭을 꾸준히 하다 보면 굳이 애쓰지 않아도 몸이 가벼워지고 탄탄해지는 것을 경험하게 된다.

● **날씬하다고 몸이 가벼운 것은 아니다**

뼈 스트레칭은 하루에 몇 분씩만 꾸준히 실천해도 다음과 같은 효과를 얻을 수 있다.

1. 표정이 부드러워지고, 웃는 얼굴이 된다.

2. 몸의 결림이나 통증이 사라진다.

3. 몸이 탄탄해지고 자세가 좋아진다.

4. 몸놀림이 가벼워진다.

5. 운동 성과가 눈에 띄게 향상된다.

이 중에서도 '몸놀림이 가벼워진다는 것'이 가장 중요하다. 이를테면, 다이어트에 성공해서 살을 뺐다고 하자. 그러나 몸에 지나치게 무리가 가는 방법을 따랐다면 기운이 없고 마음도 가볍지 않다. 예전보다 눈에 띄게 줄어든 몸무게로 성취감은 느낄지 모르지만 건강은 결코 좋지 않을 것이다.

이처럼 실제 몸무게와 몸이 느끼는 무게가 반드시 일치하는 것은 아니다. 지나친 다이어트로 날씬해졌다고 해서 몸의 움직임 역시 가볍고 날렵해지는 것은 아니라는 말이다.

중요한 점은, 살을 빼서 몸무게를 줄이는 것보다 뼈를 의식하면서 몸을 쓰는 데 있다. 뼈를 능숙하게 활용할 줄 알면 겉보기에 뚱뚱하더라도 몸놀림은 절로 가벼워진다.

몸이 가벼우면 하루하루 사는 게 즐겁고 생각도 긍정적으로 바뀌어서 생각만으로 그쳤던 다양한 일에 도전하고 싶은 의욕도 생긴다.

살을 빼고 싶다, 날씬해지고 싶다고 생각하는 사람이 정말로 바라는 것은 이러한 '가벼움'이 아닐까.

'기분 좋게' 움직이는 몸 만들기

몸을 단련해서 근육을 만드는 경우도 마찬가지다. 좀 더 우람해지고 싶은 마음에 근력을 향상시켜도, 정도를 넘는 방법으로 했다면 몸은 좋아하지 않는다.

내 바람은 여러분이 '기분 좋게 움직이는 몸'을 만드는 것이다. 겉으로 보이는 모습도 중요하지만 알맹이가 받쳐주지 않으면 의미가 없다.

사실 몸을 단련하는 일이 전문인 프로 운동선수도 항상 기분 좋게 몸을 움직인다고 단정하기 어렵다. 오히려 몸이 비명을 지를 만큼 혹독한 훈련을 해서 알게 모르게 부상을 입는 일도 많다.

내가 이상적이라고 생각하는 움직임 중 하나는 옛 선조들이 일상생활에서 보여준 아름다운 몸동작이다.

전통예술이나 무술에서 그러한 아름다운 몸동작을 볼 수 있는데, 현대인의 몸동작은 그것과 상당히 동떨어져 있다.

장시간 서 있지 못하고 정좌도 힘들어한다. 몸을 움직이면 금방 숨이 차고, 피곤하면 곧바로 자세가 흐트러진다. 안타깝지만 이런 모습을 아름답다고 할 수는 없다.

하지만 안심해도 된다. 몇 년씩 혹독하게 수련하지 않아도 누구나 간단히 그 요령을 파악할 수 있다. 뼈를 제대로 활용하면 일상을 충분히 편하게 보낼 수 있는 것이다.

뼈 스트레칭으로 몸이 기분 좋게 움직이게 되면 이것을 꾸준히 하는 것이 점점 즐거워진다. 그 즐거움을 추구하다 보면 좀 더 많은 스트레칭 동작들을 익히고 싶은 욕구도 생길 것이다.

뼈 스트레칭의 기본적인 방법으로 몸이 풀렸다면 다음 장에서 소개하는 제대로 서는 법, 걷는 법에도 반드시 도전해보기 바란다.

우리는 별생각 없이 서고 걷지만 여기에도 기분 좋게 서고 걷는 요령이 있다. 그 요령을 알면 틀림없이 "이렇게 간단한 방법이 있다니!" 하고 깜짝 놀랄 것이다.

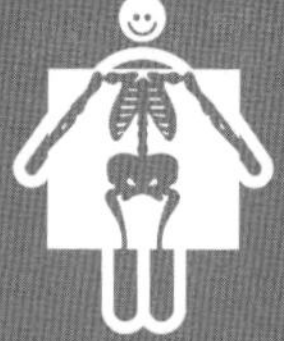

하 루 3 0 초

뼈 스 트 레 칭

제 2 장

유연한 아름다움의 비법

서는 방법으로 삶이 바뀐다

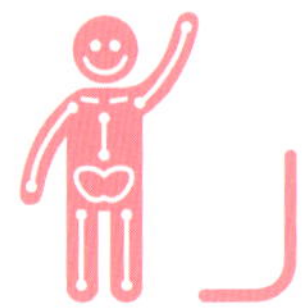

서 있기만 해도 피로하다

뼈 스트레칭을 꾸준히 하다 보면 얼마 지나지 않아 몸이 가벼워져서 자신도 모르게 활기차지고 의욕이 생긴다.

70대 여성인 A씨는 내 강연장에 다니는 동안 자세가 눈에 띄게 좋아지고 몸놀림도 점점 가벼워졌다. 표정이 밝아진 것은 물론 자신도 모르는 사이에 멋을 내게 되어 주위로부터 젊어졌다는 소리를 듣게 되었다고 한다.

뼈 스트레칭을 지도하다 보면 고맙게도 이런 기쁜 소식을 여기저기서 자주 듣는다.

　그런데 안타깝게도 요즘은 노인뿐만 아니라 젊은 사람 중에도 몸이 무겁고 고양이등처럼 구부정한 자세인 사람이 많다.

　쇠약한 노인들만 '기분 좋게 움직이는 몸'을 추구하는 것은 아닐 것이다. 남녀노소를 불문하고, 일반인이든 운동선수든, 바라는 바는 이와 크게 다르지 않다.

　'두 다리로 서는 것'은 모든 생물 중에서 인간만이 가진 고유한 '재주'이다. 그러나 발바닥이라는 아주 좁은 면적으로 몸무게를 지탱해야 하기 때문에 요령을 터득하지 못하면 몸에 엄청난 부담이 간다. 인간은 그저 서 있는 행동 자체만으로도 몸을 혹사하고 있는 것이다.

　지나친 과장이라고 생각하는 사람은 자신이 원하는 자세로 1분 동안 선 다음에 팔을 빙빙 돌려보자. 아마 팔이 무거워서 돌리는 것이 쉽지 않을 것이다. 그저 서 있기만 했는데도 몸이 굳어버린 것이다. 이미 뼈 스트레칭의 효과를 체감한 사람이라면 팔이 부드럽게 돌아갈 때의 느낌과 상당히 거리가 멀다는 것을 알 수 있다.

　애초에 편안한 상태로 서 있지 못하면 단 1분이라는 시간도 매우 길게 느껴진다. 하물며 지하철에서 한참 동안 서서 갈 때면 고통스럽기까지 하다. 만원 출근길이기라도 하다면 회사에

도착하기도 전에 이미 지쳐 기운이 없는 것은 너무도 당연한 일이다.

실제로 이런 사람들이 많을 텐데, 앞으로는 두려워하지 않아도 된다. 이 책에서 여러 번 이야기했듯이 편히 서 있을 수 있는 요령을 파악하는 것은 절대로 어렵지 않기 때문이다.

앞서 배운 뼈 스트레칭으로 굳었던 몸이 풀리고 편안해졌다면 이제 기거동작의 첫걸음인 서는 법과 걷는 법의 요령을 익혀보자. 몸의 움직임이 점점 더 가뿐해지고, 일상이 가벼워질 것이다.

'더블 T' 자세로 서는 동작을 바꾸자

기분 좋게 서는 방법을 몸에 익히려면 중력을 제대로 이용해야 한다. 중력은 몸 전체에 걸리므로 몸의 뼈대를 의식해서 서 있으면 체중이 지면에 정확히 실린다. 따라서 무리하게 힘주어 버티지 않아도 발목이 안정된다.

다음과 같은 방법으로 서면 이를 실감할 수 있다(22쪽 참조).

더블 T로 서기

1. 크게 T라고 쓴 종이 두 장을 준비해서 바닥에 나란히 놓는다(종이를 180도 돌려서 ㅗ자가 되게 한다).

2. ㅗ의 세로선에 가운뎃발가락이, 가로선에 복사뼈 양쪽이 오도록 맞춰 선다.

T라고 쓴 종이 두 장을 바닥에 나란히 놓고 서기 때문에 이 자세를 '더블 T로 서기'라고 이름 붙였는데, 핵심은 세로선(가운뎃발가락)과 가로선(양쪽 복사뼈)이 만나는 중심점이다.

'더블 T' 자세로 서면 몸무게가 중심점에 실리기 때문에 불필요한 근력에 의존하지 않고도 최소한의 힘으로 편안하게 설 수 있다.

● 옆에서 밀어도 밀리지 않는다

'더블 T로 서기'의 효과를 실감하려면 종래의 서는 법과 비교해보면 좋다(24쪽 참조).

우선 평소처럼 선 상태에서 파트너에게 옆에서 밀어보게 한다. 상대방이 민다는 사실을 알고 있으면 몸에 힘을 주어 어느 정도 버틸 수 있지만, 아마 얼마 견디지 못하고 밀릴 것이다.

이왕이면 선 자세에서 온몸에 힘을 줘보자. 힘껏 버티면 버틸수록 상대방의 힘을 견디지 못하고 곧바로 균형을 잃고 쓰러지는 것을 알 수 있다.

그럼 '더블 T' 자세로 서면 어떨까?

이 방법으로 서면 엄지발가락에 힘이 들어가지 않기 때문에 애초에 버티는 것이 불가능하다. 따라서 단순히 서 있기만 해도 상대가 미는 힘을 바람에 흔들리는 갈대처럼 받아넘긴다.

이상하게 들릴지 모르겠지만 상대방이 미는 힘에 똑같은 힘으로 저항하지 않아도 몸이 불안정해지지 않는다는 말이다.

'힘에 힘으로 저항하지 않는다'는 방식은 내가 배우는 전통무술의 세계에서 바탕이 되는 사고방식인데, '더블 T로 서기'의 요령을 이해하면 깊이 수련하지 않아도 간단히 실현할 수 있고 그 진의를 실감할 수 있다.

요령을 터득하면 'T'라고 쓴 종이 없이도 대충 어림해서 '더블 T로 서기'를 재현할 수 있다. 꾸준히 연습하면 일상에서도 자연스럽게 편하고 안정된 자세로 설 수 있고 자세도 좋아진다.

● 팔씨름에서 이기는 비밀

'더블 T' 자세의 요령을 익혔다면 이번에는 선 상태에서 팔씨름에 도전해보자.

발을 어깨너비보다 조금 더 넓게 벌리고 '더블 T' 자세로 서서 파트너와 마주보고 팔씨름을 하면 된다. 나보다 상대방의 체격이 더 좋으면 보통 팔을 끌어당기는 힘에 못 이겨 몸의 균형이 깨진다.

그러나 '더블 T' 자세로 서면 상황이 완전히 달라진다. 상대방이 나보다 덩치가 커도 팔을 쉽게 움직일 수 있기 때문에 상대를 단박에 이기는 것이다(23쪽 참조). 균형을 잃기는커녕 몸이 휘청거리는 일조차 없다. 힘이 약한 여성이나 고령자여도 '더블 T' 자세라면 자신 있게 팔씨름을 할 수 있다.

어떻게 이런 엄청난 힘이 솟아나는 것일까? 서는 방법을 바꾸는 것만으로 강한 힘을 낼 수 있다니, 놀라운 일이다.

참고로 바닥에 종이를 깔고 그 위에 서서 두 다리로 종이를 구기지 않으려고 의식하기만 해도 같은 결과를 낼 수 있다. 상대방에게 지지 않으려고 버틸수록 종이는 구겨진다.

그렇다, 버티려는 힘을 줄일수록 오히려 더 큰 힘을 낼 수 있다. 쓰러지지 않으려고 버티는 것을 그만두는 것, 다시 말해 쓸데없는 힘을 빼는 것이 '더블 T' 자세의 핵심이다.

'가운뎃발가락 워킹'으로 쾌적한 하루 만들기

앞 장에서 '엄지손가락은 브레이크, 새끼손가락은 액셀러레이터'라고 말했다. 이 이야기는 손가락뿐만 아니라 발가락에도 통한다. 다시 말해 엄지발가락에 힘을 주고 버티면 브레이크 페달을 밟은 것과 같아서 몸에 쓸데없는 부하가 걸린다.

걸을 때 어떤 발가락에 힘을 주는지 확인해보자. 사람들은 대부분 발바닥이 지면에 닿을 때, 엄지발가락과 그 아래 도톰한 부위로 바닥을 밀치며 앞으로 나아간다. 그런데 이렇게 걸으면 브레이크를 걸면서 전진하는 것과 같다. 따라서 불필요한 체력이 소모되어 긴 거리를 쾌적하게 걷는 것이 불가능하다.

그렇다면 어떤 발가락을 의식하면서 걸어야 할까?

여기에서 다시 한 번 기억해야 할 것이 '더블 T' 자세다. '더블 T' 자세로 설 때, T의 세로선에 가운뎃발가락이 와야 한다고 말했다. 새끼발가락이 아니라 가운뎃발가락을 의식해야 하는 이유는 그래야 쓸데없는 힘이 가장 덜 들어가기 때문이다.

그러면 실제로 가운뎃발가락을 의식하면서 걸어보자. 머릿속으로 그리기 어렵다면 다음과 같은 방법으로 따라해본다.

가운뎃발가락 워킹

1. 걷기 전에 양쪽 가운뎃발가락 일대를 세게 눌러서 자극한다.

2. 자극받은 위치를 느끼면서 걷는다.

신발을 신은 채 가운뎃발가락을 자극해도 괜찮다. 이렇게 하면 어려움 없이 '가운뎃발가락 워킹'이 가능할 것이다.

되풀이해서 말하지만, 가운뎃발가락을 의식하면서 걷는다는 것은 엄지발가락에 힘을 주어 버티듯이 걷지 않는다는 것을 의미한다. 이렇게 걸으면 엄지발가락의 브레이크가 해제되어 몸이 저절로 앞으로 움직이므로 몸의 무게를 이용해서 걸을 수 있게 된다.

● 에너지를 절약하는 최고의 워킹법

걸을 때 '몸의 무게를 이용하는 것'은 기분 좋게 걷는 데 가장 중요한 요소다.

그런데 우리는 근력이 더 중요하다고 오해하고 있다. 실제로 걷기운동을 하는 사람을 보면 대부분 허벅지를 한껏 올리고

가운뎃발가락 워킹

걷기 전에 양쪽 가운뎃발가락 일대를 세게 눌러서 자극을 준 뒤에 걷는다.
몸의 무게를 이용한 '가운뎃발가락 워킹'을 간편하게 실천할 수 있다.

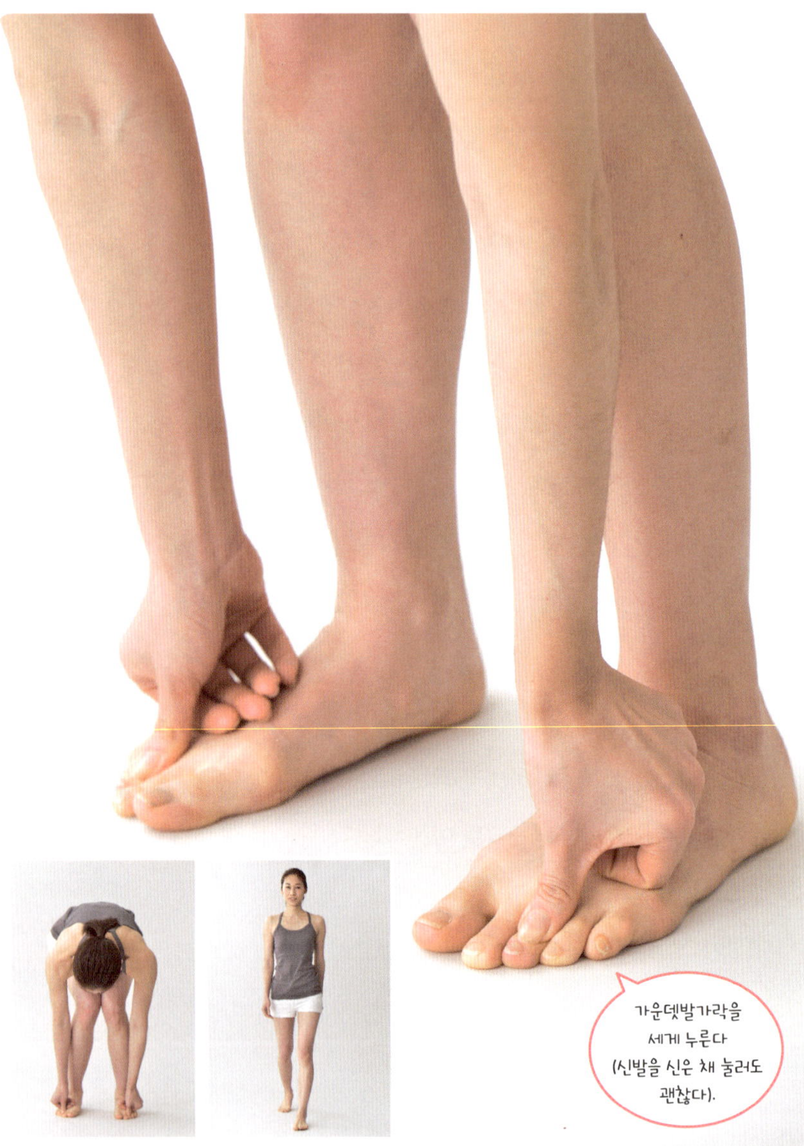

팔을 앞뒤로 흔들면서 걷는다.

하지만 이렇게 근력과 완력에만 의존하면서 걷다 보면 표면적이 가장 넓은 몸통(동체)을 유용하게 활용하지 못하게 된다. 또 몸 전체를 팔과 다리에 의존해서 걷기 때문에 금방 지친다.

그러므로 이제부터는 가운뎃발가락을 의식해서 걸어보자. 가운뎃발가락으로 걸으면 몸이 앞쪽으로 기운다고 말했는데, 이는 '다리보다 몸통이 앞으로 나간다'는 뜻이다. 무거운 몸이 먼저 앞으로 나가고 이어서 다리가 따라온다. 다리가 따라붙으면 다시 몸이 앞으로 나가고, 이를 쫓아가려고 다리가 저절로 앞으로 나간다. 이 동작이 되풀이되면 근력에 의존하는 비율이 점점 줄어든다.

몸이 앞으로 나가면서 걸으면 효율적으로 에너지를 절약할 수 있다. 힘을 들여 걷는 느낌이 들지 않는다. 애쓰지 않고 걸을 수 있기 때문에 발걸음도 가볍고, 쉽게 앞으로 나아갈 수 있다. 틀림없이 워킹이 즐거워질 것이다.

앉는 법 또한 기본은 다르지 않다.

더블 T로 앉기

1. 의자에 앉기 전에 더블 T 자세를 만든다.

2. 그대로 쿵 하고 앉는다.

이렇게 앉으면 등뼈에 S자 곡선이 만들어져 자연히 고양이 등이 해소되고, 장시간 책상 앞에 앉아서 작업해도 쉽게 피곤해지지 않는다.

무릎통증 예방에도 뛰어난 효과

앉는 법 이야기가 나왔으니 일어설 때의 요령도 설명한다.

의자에서 일어설 때 나도 모르게 '아이고' 하는 신음소리가 절로 나온 경험이 있을 것이다.

피로 때문에 몸이 무거워서 그런다고 생각할지 모르지만, 꼭 그런 것은 아니다. 그전에 피로가 쌓일 수밖에 없게끔 몸을 움직이는 데 문제가 있었다는 것을 알아야 한다.

몸이 무거우면 의자에서 일어나는 것조차 힘이 든다. 무엇을 하려고 해도 마음이 내키지 않고, 생각도 부정적인 쪽으로 치우친다.

자리에서 훌쩍 일어설 수 있을 만큼 몸이 가볍다면 생활이 좀 더 즐겁지 않을까? 좀 더 경쾌하게 일상을 보내고 싶다면 다음의 '손목 스쿼트'를 권한다(28쪽 참조).

손목 스쿼트

1. 의자에 앉은 상태에서 팔을 앞으로 뻗어 직각으로 만든 뒤 뼈 스트레칭의 '기본자세'를 취한다.

2. 그 자세에서 스쿼트 동작을 하듯 자리에서 일어선다.

처음 한동안은 허벅지 앞쪽에 힘이 들어갈 수도 있지만, 손목을 잡아당기듯 위쪽으로 끌어올리면 허리도 함께 움직여서 쉽게 일어설 수 있다. 7회 1세트로, 꾸준히 실천하면 좋다.

손목 스쿼트의 요령을 알게 되면 아무 동작 없이도 자리에서 쉽게 일어설 수 있다.

● '아기 안고 걷기'로 오르막길도 쉽게 오른다

걸을 때 기억하면 좋은 방법이 한 가지 더 있다.

조금 독특한 방법인데, '아기 안고 걷기'라는 자세다. 이것도 몸의 무게를 이용한 것인데, 요령을 알면 오르막길이나 계단을 쉽게 올라갈 수 있다.

<u>**아기 안고 걷기**</u>

1. 선 자세에서 두 팔을 앞으로 내밀어 아기를 세워서 안은 자세를 취한다.

2. 아기를 안고 있는 모습을 상상하며 걷는다.

머릿속으로 아기를 안은 모습을 떠올리기만 해도 몸 앞쪽으로 눈에 보이지 않는 무게가 느껴지고, 그것만으로도 자세가 앞으로 기울어진다.

게다가 두 팔의 무게까지 더해져서 오르막길도 다리 힘에 의존하지 않고 자연스레 걸을 수 있게 된다. 에스컬레이터를 이용하는 대신, 몸의 무게를 이용한다는 점을 의식하면서 계단을 올라보자.

'아기 안고 걷기'는 오르막길이나 계단을 쉽게 오르는 요령을 파악하는 데 가장 최적화된 방법인데, 익숙해지면 누군가 양쪽 빗장뼈에 고리를 걸어 앞에서 잡아당긴다고 상상하며 걷거나 계단을 오르는 것도 좋다.

빗장뼈가 당겨지는 상태를 상상하면 몸이 저절로 앞으로 기울기 때문에 이 방법을 사용하면 계단이나 오르막길을 오르는 것이 더욱 편해진다.

'몸무게를 이용한다' '앞으로 기운 자세를 취한다' '가운뎃발

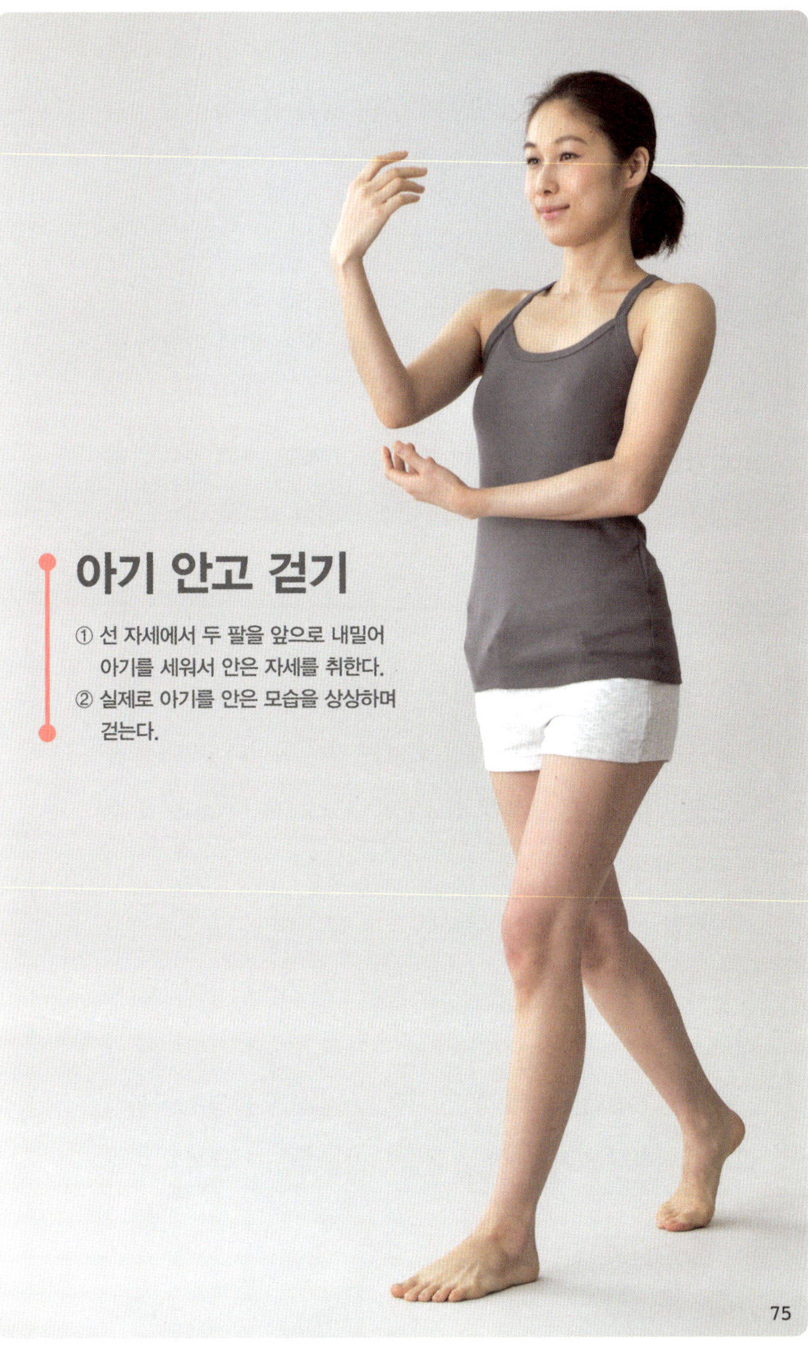

아기 안고 걷기

① 선 자세에서 두 팔을 앞으로 내밀어
  아기를 세워서 안은 자세를 취한다.
② 실제로 아기를 안은 모습을 상상하며
  걷는다.

가락을 느낀다', 이 세 가지만 의식해도 몸을 움직일 때의 감각이 일변하여 걷기가 매우 편해질 것이다.

● 뼈에 맡기면 삶이 편해진다

'더블 T'를 키워드로 서는 법, 걷는 법, 앉는 법의 다양한 변형을 소개했다.

이러한 감각을 몸에 익히면 쓸데없이 근력을 쓰지 않고도 편하게 몸을 움직일 수 있다. 우리 몸을 무겁고 힘들게 만드는 것은 어디까지나 '쓸데없는 근력'이다.

'더블 T' 자세로 몸에 불필요한 힘을 주지 않는 요령을 터득하면, 근력이 아니라 '뼈대로 서는 것'을 실감할 수 있다.

물론 근력 자체가 전혀 필요 없다는 말은 아니다. 뼈대가 몸무게를 지탱해주는 덕분에 최소한의 근력으로도 편하게 설 수 있는 것이다.

이처럼 몸의 뼈대를 이용하는 것을 나는 '뼈에 맡긴다'라고 표현한다. 뼈 스트레칭에서 가장 중요하게 여기는 부분이기도 하다.

뼈에 맡기듯이 움직일 수 있어야만 무리하게 몸을 움직이지 않고도 아름답고 자연스러운 동작이 가능하다. 지금까지 여러 번 말했지만 이는 결코 어려운 일이 아니다. '더블 T' 자세만 의식하면 되므로 누구나 간단히 실천할 수 있다.

내 몸 안에 잠자고 있는 '뼈의 힘'을 믿음으로써 본래의 자연스러운 몸동작을 되찾기 바란다.

'뼈가 있는 삶'을 위하여

옛날 사람들은 뼈를 매우 소중하게 여기며 살았던 모양이다. 관용적으로 쓰는 언어표현 중에 뼈에 비유한 말들이 상당히 많다.

'뼈대가 있다'라고 하면 문벌이 좋다는 뜻도 있지만 심지가 굳고 줏대가 있다는 뜻도 있다. 더 나아가 무슨 일에나 끈기가 있고 근성이 두둑하다는 의미도 담겨 있다.

이를 더욱 강조하는 말이 '기골'이라는 단어다. '저 사람은 기골이 있다'라고 하면 신념을 가지고 행동한다는 뜻으로 사람에게 하는 최고의 칭찬이다.

반대로 '뼈가 없다'라고 하면 끈기도 의욕도 없는 상태를 가리킨다. 뼈가 없으면 반듯하게 자세를 잡는 것이 어려운데 그처럼 해이해진 상태를 말하는 것이다.

흔히 쓰는 ‘골자’라는 말도 뼈에서 비롯된 것으로, 우리 몸을 지탱하는 뼈처럼 말이나 일의 내용에서 중심이 되는 줄기를 뜻한다.

또 ‘애쓴다’ ‘고생한다’라는 말을 두고 ‘뼈를 깎다’ ‘뼈가 휜다’라고도 표현한다. 몸에서 가장 중요한 요소인 뼈가 깎일 정도로 노력하고, 또 뼈가 휘어질 만큼 힘들게 견딘다는 뜻이다.

마지막으로 ‘뼈에 새기다’라는 말은 ‘잊지 않게 단단히 마음에 기억하다’라는 의미다. 고마움이나 원망 따위가 잊을 수 없을 만큼 크다는 것이다.

요즘 시대를 사는 사람들은 이러한 정신을 얼마나 계승하고 있을까? 사실 우리가 특별히 의식하지 않고 쓰는 ‘몸’이라는 글자를 한자로 쓰면 ‘체(體)’다. 자세히 보면 놀랍게도 체(體)는 뼈 ‘골(骨)’ 자와 풍년 ‘풍(豊)’ 자가 합쳐진 것으로, 결국 뼈가 많이 모인 것이 몸이라는 뜻을 담고 있다. 이 한 단어로도 옛사람들이 얼마나 뼈를 중시했는지, 그 일면을 엿볼 수 있다.

근육(겉모습)만으로는 진정한 의미에서 풍족하다고 말할 수 없다. 눈에 보이지 않는 뼈를 제대로 의식해야만 눈에 보이는 인상도, 자세도, 실제 행동도 달라진다.

심지가 굳고 줏대 있는 삶을 살기 위해서라도 앞으로는 자신의 몸에 눈을 돌려보는 것이 어떨까?

다음 장에서는 그러기 위해 반드시 짚고 넘어가야 하는 '몸을 풀어주는 것'의 의미를 제대로 살펴보고자 한다.

하 루   3 0 초

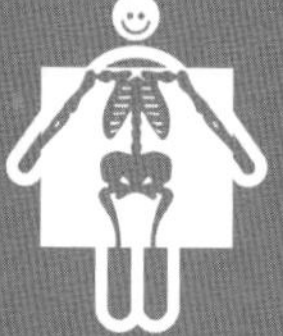

뼈   스 트 레 칭

제 3 장

단단하게
–
만들기보다
–
부드럽게
–
풀어주기

몸은 느슨해야
움직인다

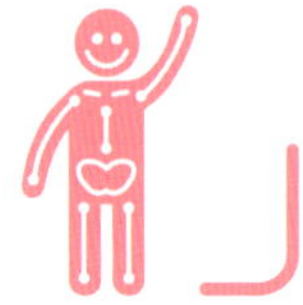

근육을 키운다고 강해지는 것은 아니다

제1장에서 '복근운동은 무리해서 하지 않아도 된다'고 했는데, 이것은 복근을 무리하게 단련하면 몸이 딱딱하게 굳어서 오히려 자유로운 움직임을 방해하기 때문이다. 근력 트레이닝 전반에 해당하는 말이기도 한데, 애써 근육을 만들어도 그것이 실제 동작에 도움을 준다고 말하기 어렵다.

사실 일상의 동작이 부드러워지려면 몸을 단단하게 만들기보다는 유연하게 풀어주는 것이 훨씬 중요하다.

간단한 테스트를 해보자.

우선 반듯이 누워서 가장 일반적으로 하는 복근운동인 윗몸 일으키기를 5회 정도 해보자. 무리하지 말고 무릎을 세우고 상체를 절반만 일으키는 정도로 한다.

'5회 정도는 별거 아니지'라고 생각할지도 모르지만 운동이 끝난 직후에 그대로 일어서보자. 몸이 몹시 무거워서 일어나기 쉽지 않을 것이다. 평소에 몸을 단련한 사람은 크게 달라진 것을 못 느낄 수도 있지만 다음에 소개하는 '장 풀어주기'를 해보면 그 차이를 분명히 체감할 수 있다.

장 풀어주기

1. 위를 보고 똑바로 누워서 무릎을 세우고 몸의 긴장을 푼다.
2. 양손 손가락 끝으로 배 주변을 강하게 누르듯이 마사지한다.

이 '장 풀어주기'를 30초 정도 실시해서 배를 풀어준 다음에 일어나보자. 의외로 쉽게 일어날 수 있을 것이다.

몸은 단단하게 굳었을 때보다 부드럽게 풀어주었을 때 훨씬 가볍게 움직인다. 어느 쪽의 동작이 더 부드러운 움직임을 만드는지는 두말할 필요도 없을 것이다.

● '복근운동'을 하면 몸이 무거워져서
일어서는 것도 힘들다.

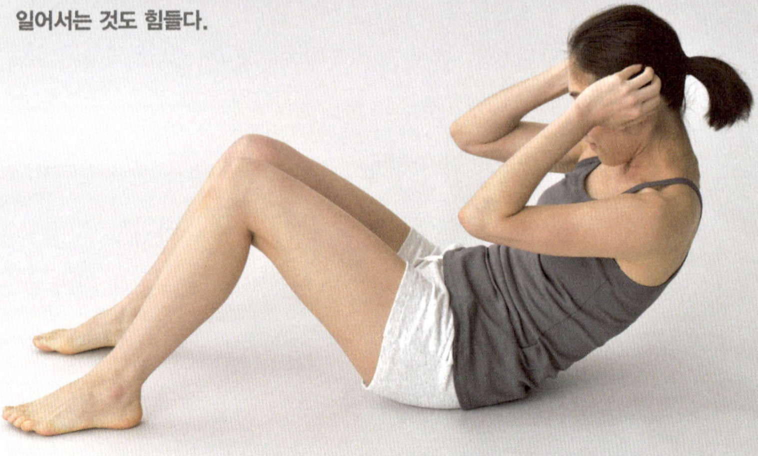

● 윗몸일으키기를 5회 한 뒤에 일어서면
몸이 무겁고 발걸음도 평소보다
무겁게 느껴진다.

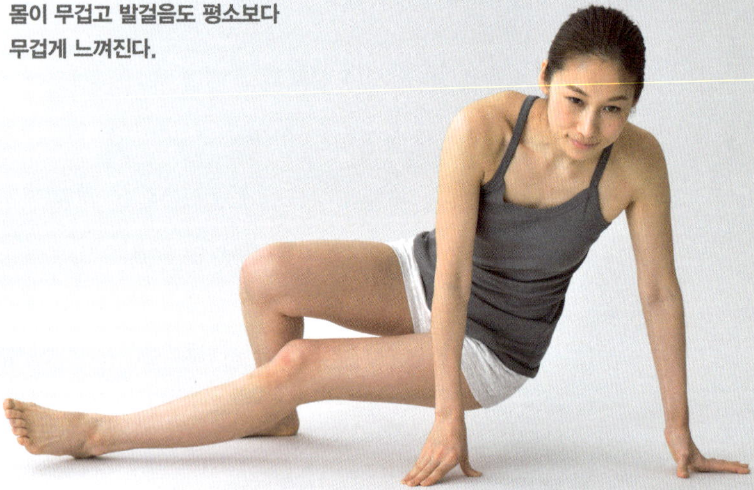

장 풀어주기

'장 풀어주기'를 하면
편안하게 일어설 수 있고 발걸음도 가벼워진다!

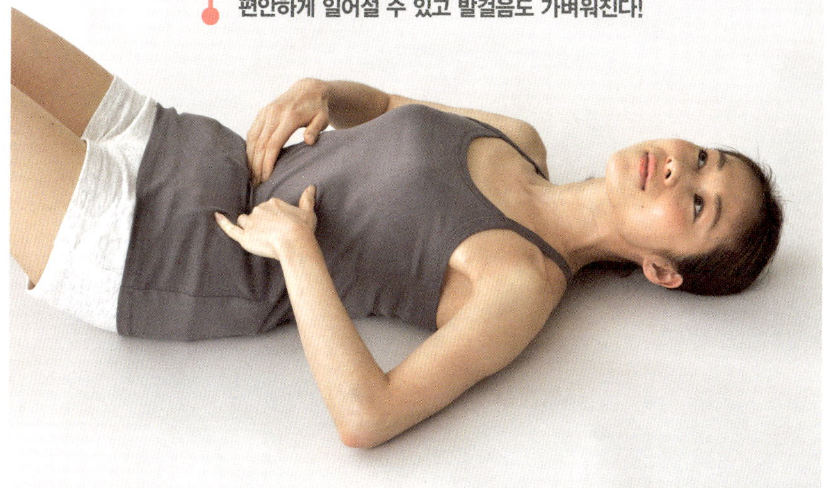

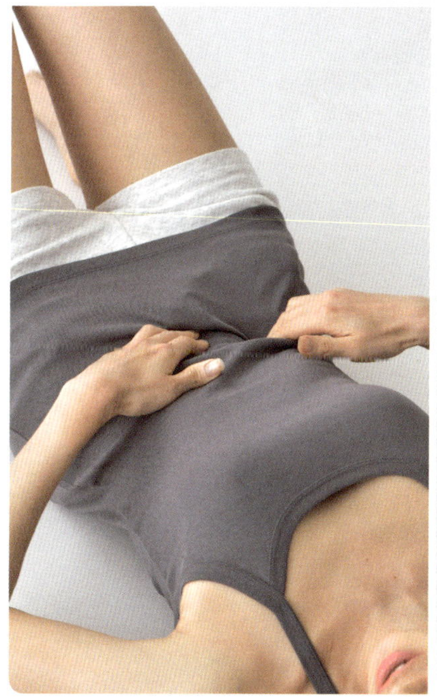

'장 풀어주기'를 30초 정도 실시한 뒤에
일어나면 훨씬 부드럽게 몸을 일으킬 수
있어서 깜짝 놀랄 것이다.

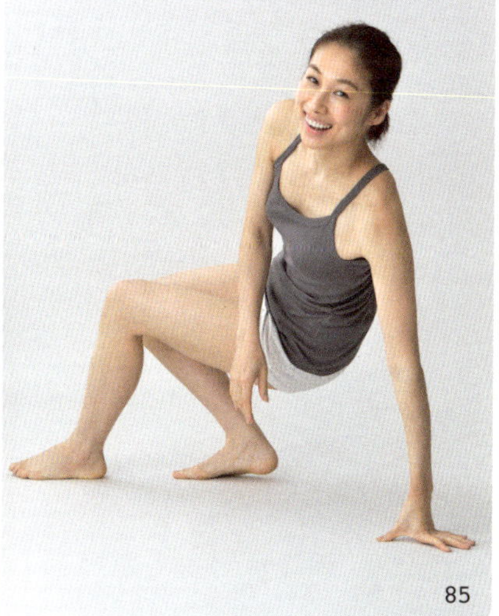

스트레칭을 했는데 오히려 몸이 무거워진다면

복근운동만 몸을 굳게 하는 것은 아니다. 평소에 아무렇지 않게 하는 스트레칭에도 몸을 굳어지게 만드는 위험이 도사리고 있다.

스트레칭 때문에 오히려 몸이 굳는다니, 깜짝 놀랐을지 모르지만 사실이다. 간단한 테스트를 해보자.

먼저, 한쪽 팔을 천천히 돌려본다. 어깨결림이 있는 사람이나 몸이 굳은 사람은 생각처럼 팔이 잘 돌아가지 않을 것이다.

특별히 결리거나 아픈 곳이 없어도 의외로 팔이 잘 돌아가지 않거나, 양쪽 팔의 돌아가는 정도가 다를 수도 있다.

이러한 느낌을 기억한 다음 일반적으로 하는 스트레칭을 해보자. 보통 팔에서부터 어깨 주변을 풀어줄 때는 88쪽과 같은 스트레칭을 자주 할 것이다.

스트레칭을 마친 뒤 다시 팔을 돌려서 반응을 확인해보자. 처음보다 시원하게 풀렸을 수도 있지만, 오히려 팔이 더 잘 돌아가지 않을 수도 있다. 개중에는 '아무 것도 하지 않았을 때가 더 낫다'고 느끼는 사람도 있을 것이다.

근육을 풀어줬는데 어째서 팔이 더 무거워진 걸까?

이미 눈치 챈 사람도 있겠지만, 이런 일반적인 스트레칭은 몸의 일부분만 늘려주기 때문이다. 몸의 한 부분만 늘려서는 몸 전체의 연결이 원활해질 수 없다. 오히려 전체의 균형을 무너뜨려, 팔이 무거워지는 것처럼 몸의 자유로운 움직임을 방해하는 일도 있다.

● 부드럽다고 몸이 잘 움직이는 것은 아니다

이것은 뼈 스트레칭을 했을 때와 비교해보면 더욱 확연해진다.

가령 '손목 흔들기'(14쪽 참조)나 '손목 어깨뼈 스트레칭'(20쪽 참조)을 하고 나서 팔을 돌리면 매우 부드럽게 돌아가는 것을 실감할 수 있다. 뼈를 눌러줌으로써 몸이 하나로 연결되어 스트레칭하는 부분뿐 아니라 몸 전체가 풀리는 것이다.

이처럼 뼈 스트레칭을 꾸준히 하다 보면 몸의 움직임이 점점 가벼워지는데, 주의해야 할 점은 그저 유연해지는 것을 목표로 삼아서는 안 된다는 것이다.

예로 요가를 오래 한 사람은 몸이 믿을 수 없을 만큼 유연하다. 몸이 뻣뻣하게 굳은 사람은 그런 모습이 부러울 수 있지 스트레칭을 실시한 뒤에 팔을 돌리면 오히려 잘 돌아가지 않는다.

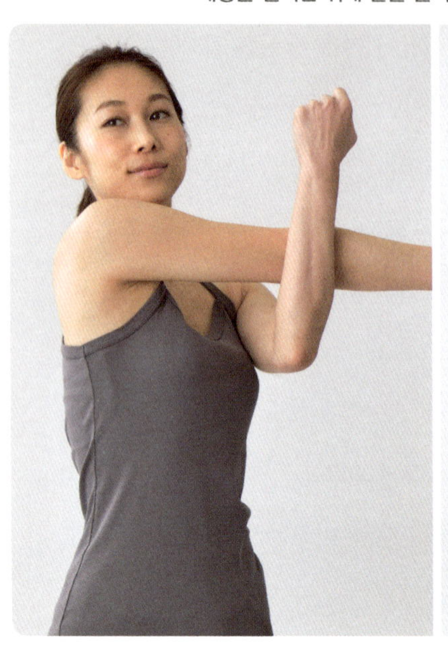 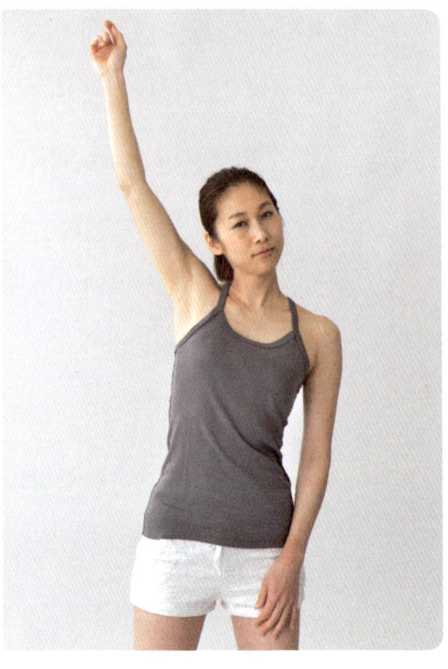

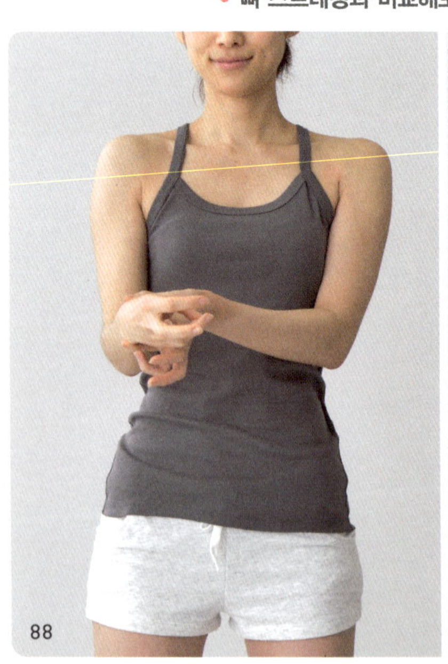 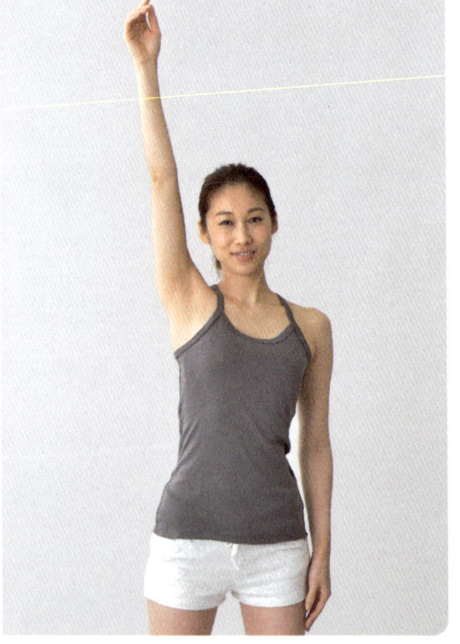

만, 몸이 아무리 유연해도 실제로 기분 좋게 움직이는 것으로 이어지지 않으면 의미가 없다.

중요한 것은 뼈를 의식해서 움직이는 것이다. 아무리 근육을 크게 키워도 그것만으로는 몸이 움직이지 않는다. 이와 마찬가지로 아무리 몸이 유연해도 몸의 뼈대를 사용하지 않으면 실제로 기분 좋게 움직이기 어렵다.

웨이트트레이닝으로 근력을 향상시키고, 체격을 크게 키우고, 마지막으로 스트레칭이나 유연운동으로 열심히 몸을 풀어주는 방식으로 트레이닝을 하는 사람이 많은데, 여기에는 중요한 것이 빠져 있다.

그것은 몸 전체의 연결이다. 되풀이해서 말하지만, 몸 전체를 연결하려면 뼈를 의식해야 한다.

'풀어주기'로 몸에 낀 녹을 제거한다

일찍이 내가 그랬던 것처럼 몸을 단련하는 사람은 힘든 근육운동을 함으로써 자신이 강해졌다고 착각한다. 하지만 몸 전체가 제대로 연결되지 않으면 모처럼 단련한 근육을 살릴 수 없다.

서 있을 때도 다리에 힘을 주고 완강히 버텼을 때가 더 불안정했듯이 몸을 그저 단단하게만 만들면 오히려 더 약해진다. 이것은 운동선수뿐만 아니라 일반인도 마찬가지다.

우리의 몸은 매일같이 일이나 인간관계에서 받은 스트레스로 긴장하기 때문에 늘 딱딱하게 굳어 있다. 그 굳은 상태는 상당히 오래 가고 뿌리 깊다.

뼈 스트레칭만으로도 몸은 충분히 느슨해지지만 오랜 세월 동안 몸속에 쌓인 녹을 제거하기 위해서는 무언가가 더 필요하다.

이때 활용하면 좋은 것이 '풀어주기'다. 풀어주기에는 다양한 방법이 있는데 그중 하나가 앞에서 소개한 '장 풀어주기'다.

스트레스로 제일 먼저 타격을 받는 곳은 배(장)다. 그러므로 피로가 좀처럼 풀리지 않을 때는 우선 배를 천천히 주물러서 장을 풀어준다.

스트레스가 쌓이거나 폭식, 폭음 따위로 장을 지치게 하면 배를 주무를 때마다 콕콕 찌르는 듯한 통증을 느끼는데 스스로를 달래듯 마사지해주면 서서히 해소된다.

● 갈빗대를 풀어주는 '물고기 등뼈'

몸속 깊은 곳에 쌓인 녹은 뼈 스트레칭과 병행하면서 휴일처럼 시간이 많을 때 천천히 풀어주면 좋다.

'물고기 등뼈'(28쪽 참조)는 갈빗대(늑골) 일대에 낀 녹을 풀어주는 데 가장 적합한 방법이다.

갈비뼈에는 앞톱니근(전거근)이라는 근육이 붙어 있다. 이 근육을 주먹의 울퉁불퉁한 손가락 마디부분으로 문지르듯 마사지한다.

물고기 등뼈

1. 엄지손가락을 제외한 네 손가락을 모아서 가볍게 주먹을 쥔다.

2. 주먹의 울퉁불퉁한 손가락 마디를 옆구리 양옆의 갈비뼈 부위에 댄다.

3. 그대로 위아래로 문지르듯 마사지한다.

● 통증은 몸에 녹이 쌓인 증거

사실 갈비뼈 일대는 몸을 단련할 때 가장 놓치기 쉬운 부분이다. 이곳이 뭉쳐 있으면 몸의 움직임이 무느덥지 않고 쉽게 피로를 느낀다.

'물고기 등뼈' 동작이 다소 어색하더라도 일단 해보면 몸의 움직임이 몰라보게 부드러워지는 것을 느낄 것이다.

최근에는 뼈 스트레칭을 실천하는 운동선수들 중에도 경기나 연습 도중에 이 동작을 하는 사람이 늘고 있다. 주위에서 이상하게 쳐다봐도 본인은 그 효과를 알기 때문에 전혀 신경 쓰지 않는다.

물론 평소에 잘 사용하지 않는 부위를 풀어주는 것이므로 처음에는 통증을 느낄 수도 있다. 하지만 아프다고 해서 중간에 그만두면 녹이 제대로 제거되지 않아 몸이 좀처럼 움직이지 않는다.

통증을 느낀다는 것은 그만큼 몸을 함부로 다루어왔다는 증거다. 몸이 전하는 신호를 무시하고 내 마음대로 방치한 대가라고 생각하고, 웃는 얼굴로 조금씩 풀어주자.

자신의 몸을 정성껏 다룬다는 느낌으로, 하지만 조금 세게 마사지한다. 그러면 차츰 통증이 사라지면서 기분도 좋아질 것이다.

스트레스를 풀어주는 궁극의 마사지

이 밖에도 다양한 '풀어주기' 방법이 있는데 여기에서는 즉시 효과를 체감할 수 있는 세 가지 방법을 소개한다.

가장 먼저 어깻죽지의 튀어나온 일대를 강하게 누르듯 마사지하는 '부리돌기 풀어주기'다(32쪽 참조).

부리돌기 풀어주기

1. 부리돌기에 손가락 끝을 대고 세게 누르듯 마사지한다.

2. 어깻죽지나 빗장뼈 부근까지 범위를 넓혀가다가 통증이 느껴지는 곳을 중점적으로 풀어준다.

부리돌기는 위팔과 빗장뼈를 연결하는 곳에 위치하는데, 스트레스가 쌓이면 쉽게 통증을 느끼는 부위다.

이곳을 손끝으로 힘껏 마사지만 해줘도 어깨결림이 풀리고 팔을 부드럽게 돌릴 수 있다. 어깨나 목결림도 해소하고 스트레스도 관리할 수 있으므로 자주 문지르면 좋다. 조금 지쳤다 싶을 때 문지르면 말 그대로 '어깨의 짐'을 덜 수 있을 것이다.

어깨결림이 심할 때는 '손목 어깨뼈 스트레칭'(20쪽 참조)을 병용해서 어깨 일대를 확실하게 풀어준다.

● 꾸준히 실천하면 좋은 '손 풀어주기'와 '발 풀어주기'

'손 풀어주기'와 '발 풀어주기'도 꾸준히 하면 좋다. 방법은 두 가지 모두 매우 간단하다. 우선 '손 풀어주기'부터 소개한다.

손 풀 어 주 기

1. 엄지손가락 마디나 주먹의 앞부분을 이용해서 손등의 힘줄 부분을 세게 문지른다.

2. 마찬가지로 엄지손가락과 검지손가락 사이(합곡)와 손바닥의 엄지두덩을 문지른다.

핵심은 손등이다.

키보드를 오랫동안 두드리면 이 일대가 굳어져서 손이 잘 움직이지 않는데, 그럴 때는 의식적으로 '손 풀어주기' 방법으로 손의 긴장을 풀어주면 좋다.

'발 풀어주기'는 다음과 같다.

발 풀어주기

1. 발등 쪽 움푹 파인 곳을 엄지손가락 마디나 주먹의 앞부분을 이용해서
   세게 문지른다.

2. 서서히 범위를 넓혀서 발등 전체를 문지른다.

의외로 잘 알려지지 않았지만 발목은 지면에 발이 닿을 때 부하가 가장 많이 걸리는 곳이다. 많이 걸으면 제일 먼저 굳어지는 곳이므로 열심히 마시지해주는 것이 좋다.

특히 굽 높은 신발을 즐겨 신는 여성은 발등이 쉽게 굳어서 만성피로의 원인이 되기도 한다. 하루 일과를 마친 뒤 편안한 마음으로 문질러주면 피로가 말끔히 가실 것이다.

심층근을 자극한다

몸을 부드럽게 풀어주는 또 한 가지 효과적인 방법은 새롭게 고안한 '큰허리근(대요근) 풀어주기'다(34쪽 참조).

큰허리근은 몸통에 있는 심층근의 하나로, 상반신과 하반신을 연결해서 자세를 유지하거나 걸을 때 중요한 역할을 하는

손 풀어주기

① 엄지손가락 마디나 주먹의 앞부분으로 손등의 힘줄 부분을 세게 문지른다.
② 마찬가지로 엄지손가락과 검지손가락 사이와 손바닥의 엄지두덩을 문지른다.

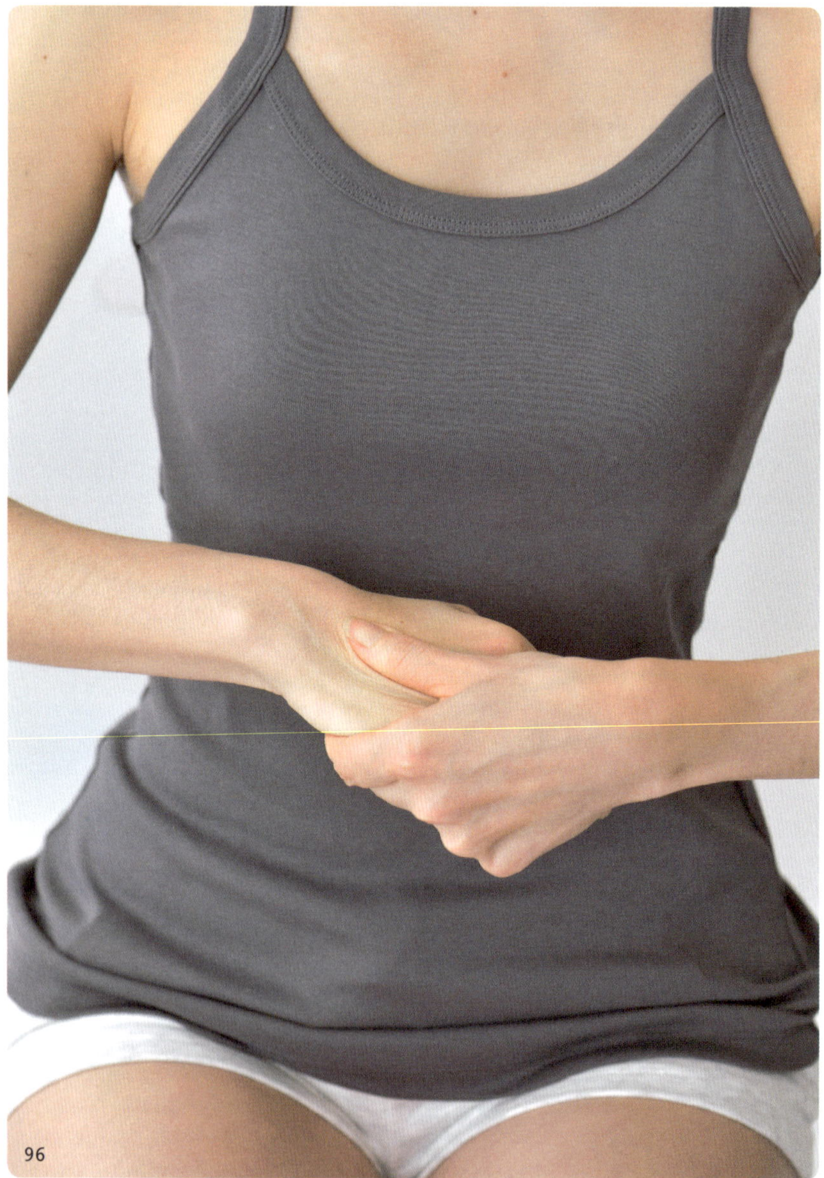

발 풀어주기

① 발등 쪽 움푹 파인 곳을 엄지손가락 마디나 주먹의 앞부분으로 세게 문지른다.
② 서서히 범위를 넓혀서 발등 전체를 문지른다.

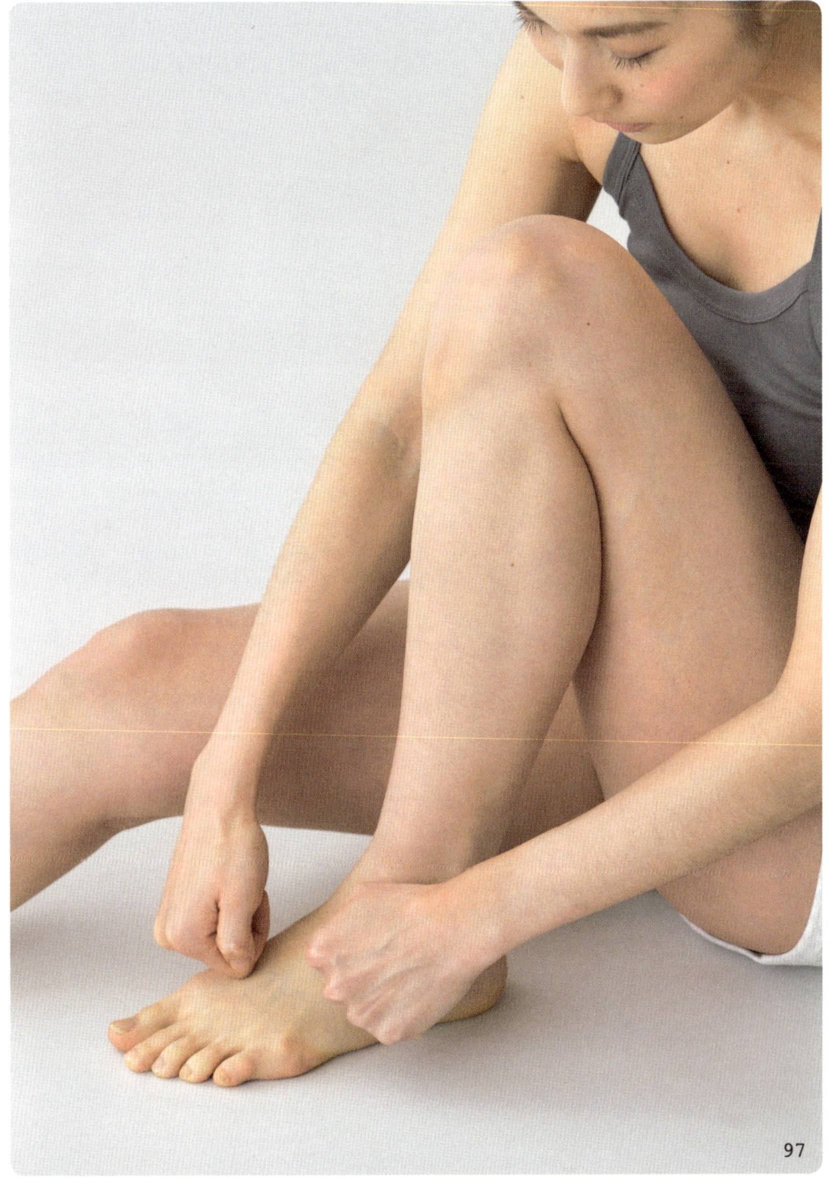

데, 몸 안쪽에 있기 때문에 이 근육을 직접 푸는 것은 불가능하다.

따라서 실제로는 복사뼈 아래쪽을 풀어준다. 뜻밖이라고 생각할지 모르지만, 이곳을 마사지하면 심층근이 자극을 받아 몸 전체가 가벼워진다.

큰허리근 풀어주기

1. 바닥에 앉아서 한쪽 무릎을 세운다.

2. 세운 쪽 다리의 복사뼈 아래를 양쪽 엄지손가락과 새끼손가락으로 구석구석 마사지한다.

1세트 10회를 기준으로 마사지한 다음 일어서서 풀어준 쪽 다리의 무릎을 들어 올려보자.

틀림없이 한쪽 다리로 섰는데도 균형을 잃지 않고, 평소보다 수월하게 높이 들어 올릴 수 있을 것이다. 마사지하지 않은 쪽 다리와 비교해보면 차이를 더욱 뚜렷하게 알 수 있다.

또, 두 다리 모두 마사지한 다음에 정좌 자세를 취하면 이전보다 훨씬 편하게 앉을 수 있다. 날마다 풀어주면 다리에 큰 부담없이 정좌를 할 수 있게 된다.

● 뼈 스트레칭의 진화형

지금까지 소개한 뼈 스트레칭 방법과 '큰허리근 풀어주기'를 병용하면 더욱 큰 효과를 볼 수 있다. '손목 어깨뼈 스트레칭'(20쪽 참조)을 예로 들어서 설명한다.

손목 어깨뼈 스트레칭 + 큰허리근 풀어주기

1. 바르게 선 상태에서 '손목 어깨뼈 스트레칭' 자세를 취한다.

2. 파트너는 뒤에서 엄지손가락과 새끼손가락으로 서 있는 사람의 양쪽 복사뼈 아래를 잡는다.

3. 파트너가 '큰허리근 풀어주기' 방법으로 복사뼈 아래를 마사지하는 것에 맞춰서 '손목 어깨뼈 스트레칭'을 실시한다.

지금까지처럼 1세트 7회를 기준으로 한다. 손목 어깨뼈 스트레칭만 해도 어깨의 가동영역은 충분히 넓어지지만, 두 가지 동작을 병행하면 그보다 더 큰 효과를 기대할 수 있다. 이전보다 몸을 훨씬 쉽게 비틀 수 있으므로 허리가 조여지는 효과도 뛰어나다.

몸매를 가꾸고 싶은 사람은 같은 방식으로 '빗장뼈 비틀기'(16쪽 참조)를 하는 것도 좋다. 어깨뼈 일대가 부드러워지면 어깨

손목 어깨뼈 + 큰허리근 풀어주기

① 바르게 선 자세에서 손목 어깨뼈 스트레칭 자세를 취한다(20쪽 참조).
② 파트너는 뒤에서 엄지손가락과 새끼손가락으로 서 있는 사람의 양쪽 복사뼈 아래를 잡는다.

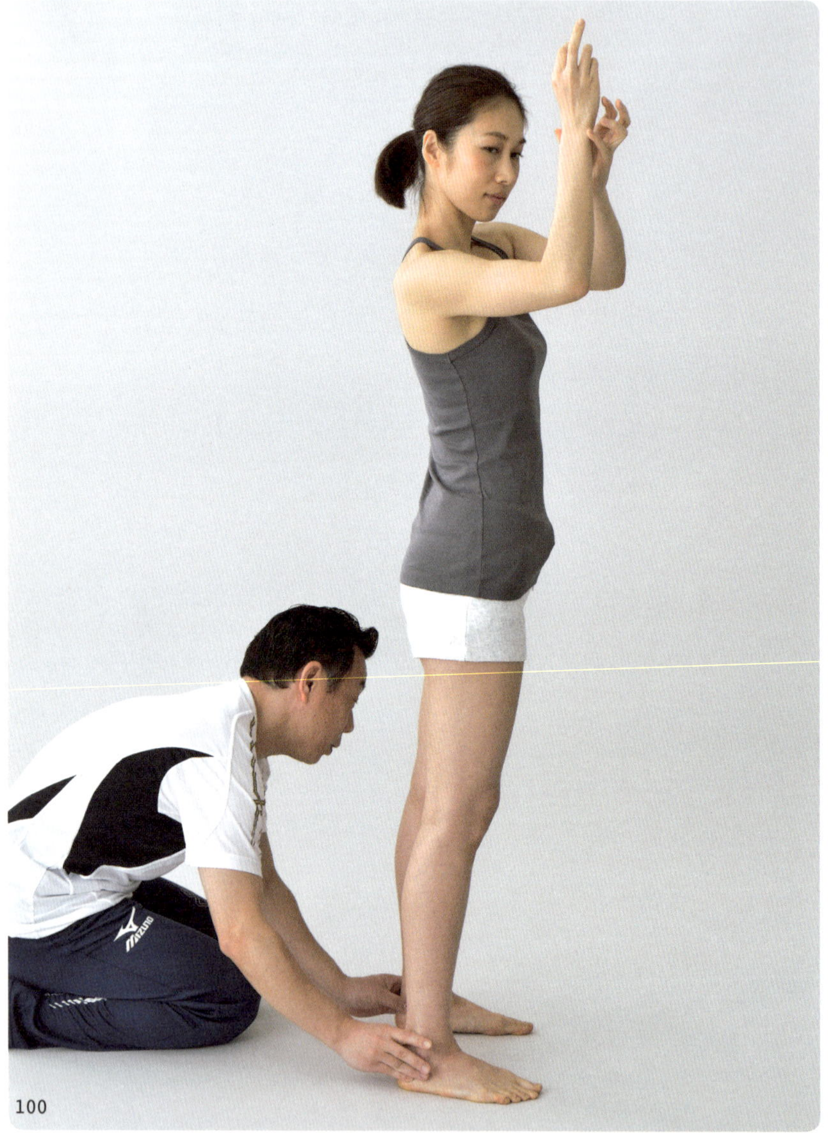

③ 그대로 '손목 어깨뼈 스트레칭'을 실시한다. 이때 파트너는 서 있는 사람의 복사뼈 아래
　를 '큰허리근 풀어주기'(34쪽 참조) 방법으로 마사지한다.

※ 1세트 7회 기준. 익숙해지면 슬라이드식 손목 어깨뼈 버전(128쪽 참조)에도 도전해본다.

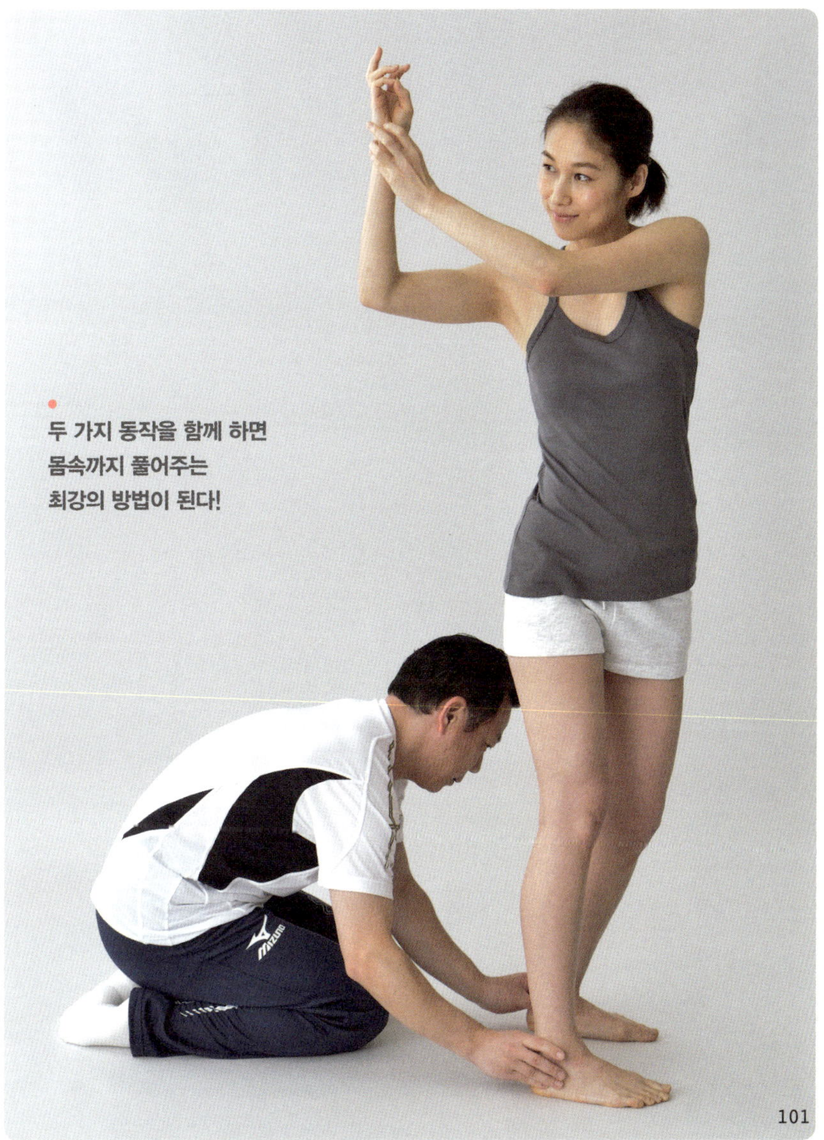

결림이 개선되는 것은 물론이고 몸동작도 몰라보게 달라진다.

● 몸에 들어간 힘을 빼는 요령

사무실에서 한 번씩 기분전환 삼아 하면 좋은 뼈 스트레칭법이 있다. 앞에서 소개한 '손 풀어주기'에 덧붙여서 '손바닥 뒤집기'를 소개한다(26쪽 참조).

손바닥 뒤집기

1. 양손을 내밀어서 손바닥이 위로 가게 한다.

2. 그대로 손바닥을 휙 뒤집는다.

단지 이 동작만으로도 어깨관절이 풀려서 편안하게 손가락을 움직일 수 있다.

어깨결림이나 목결림이 심한 사람은 일하는 틈틈이 '부리돌기 풀어주기'(32쪽 참조)나 '손목 어깨뼈 스트레칭'(20쪽 참조)과 병행해서 해주면 좋다.

손바닥 뒤집기는 손끝을 많이 사용하는 작업이라면 어떤 상황에서도 활용할 수 있다. 예를 들어 요리할 때 칼질이 서툰 사람은 손바닥 뒤집기를 한 뒤에 채소를 썰어보자. 어깨에 잔뜩

들어갔던 힘이 빠지기 때문에 양배추 채썰기처럼 섬세한 칼질이 필요한 경우에도 의외로 쉽고 리드미컬하게 손을 움직일 수 있다.

운동에서도 큰 효과를 발휘한다. 특히 육상 단거리선수에게는 출발선에 섰을 때 제일 먼저 손바닥 뒤집기를 하라고 권한다. 출발 직전에는 극도의 긴장감으로 어깨에 힘이 들어가기 쉬운데 손바닥 뒤집기를 하면 쓸데없는 힘을 빼서 긴장을 풀고 경기에 임할 수 있다. 물론 테니스 라켓, 야구방망이, 골프채를 쥐었을 때도 마찬가지다.

쓸데없는 힘을 뺀다. 이 말은 곧, 무슨 일이든 잘할 수 있는 비결이라는 걸 명심하기 바란다.

● 기지개에도 요령이 있다

사무실에서 할 만한 스트레칭 동작으로 흔히 팔을 뻗어서 기지개를 켜는 장면을 떠올린다.

기지개를 켜는 것 자체는 좋지만 문제는 하는 방법이다. 보통은 두 손을 깍지 낀 다음 손바닥을 바깥쪽으로 뒤집으면서 '으' 하는 신음소리와 함께 위로 뻗어 올린다.

이와 같은 방법으로 기지개를 켠 뒤에 어깨를 돌려보자. 팔이 무거워서 생각처럼 잘 돌아가지 않는다는 것을 알게 될 것이다. 이는 어깨에서 목으로 이어지는 부위가 굳어서 가동영역이 좁아진 것을 의미한다. 이래서는 기지개를 켜는 의미가 없다.

내가 권하는 방법은 구부정한 고양이 등을 바로잡고 어깨결림을 풀어주는 '손목 기지개'다(27쪽 참조).

손목 기지개

1. 발을 어깨너비로 벌리고 서서 뼈 스트레칭 '기본자세'를 만든다.

2. 그대로 팔을 들어 올려 하늘을 찌르듯이 몸을 쭉 편다.

좌우 각각 7회 1세트씩 실시한다. 어깨를 올렸다 내렸다 반복하는 동안 어깨 부위가 시원해진다.

서서는 물론 의자에 앉아서도 할 수 있으므로 어깨나 목이 뻐근하다고 느낄 때 꾸준히 해보길 바란다. 의자의 등받이를 이용해 몸을 뒤로 젖히면서 해도 좋다.

● '손목 기지개'로 키가 큰다

'손목 기지개'를 실시한 다음에 팔을 돌려보면 예전과는 비교도 되지 않을 만큼 팔이 쉽게 돌아간다. 신기하게 여겨질지 모르지만 여기에는 이유가 있다.

기지개를 켜는 목적은 본래 어깨나 목관절의 막힘을 해소해서 가동영역을 넓히는 것에 있다. 하지만 깍지를 끼고 기지개를 켜면, 팔과 함께 어깨도 올라가지만 두 팔이 안쪽으로 뒤집히기 때문에 막힌 관절을 열어주지 못한다. 열리기는커녕 뻗으면 뻗을수록 막혀버리는 것이다. 이래서는 몸을 펴주는 것이 아니라 몸을 더욱 오그라뜨리는 꼴이 된다.

반면 손목 기지개는 위를 향해 두 팔을 치켜 올리면서 뻗기 때문에 관절이 막힐 일이 없다. 또한 팔을 잡아당기듯 위로 쭉 뻗으니 등뼈가 곧게 펴져서 매일 꾸준히 하면 구부정한 고양이 등도 바로잡을 수 있다. 더욱 놀라운 점은 키가 커지기도 한다는 것이다.

실제로 손목 기지개를 30명에게 실시해본 결과, 겨우 1세트만 했을 뿐인데도 키가 1센티미터 이상 커진 사람이 5명이나 되었다. 0.5센티미터 이상 커진 사람까지 포함하면 무려 22명이나 효과를 보았다.

정확히 말하면 키가 큰 것이 아니라 본래의 키를 되찾았다고 하는 편이 옳다. 이는 우리가 평소에 얼마나 몸을 혹사하는지,

또 얼마나 비뚤어진 자세로 생활하는지를 여실히 보여주는 좋은 예다.

뼈 스트레칭은 이런 잘못된 생활습관을 수정하는 데도 큰 도움이 된다.

나쁜 자세가 병을 만든다

나는 뼈 스트레칭 강연장에서 젊은이뿐만 아니라 중장년층이나 고령자들도 많이 만난다. 그때마다 많은 사람들이 건강에 관심은 많지만 정작 중요한 것을 놓치고 있어 안타깝다는 생각이 든다.

그중 하나가 자세다. 아무리 운동을 많이 해도 비뚤어진 자세를 바로잡지 않으면 몸 상태가 쉽사리 좋아지지 않는다. 나쁜 자세가 습관으로 굳어지면 계속해서 몸에 무리를 주기 때문이다.

예컨대 집안일을 하는 장면을 떠올려보자. 부엌에서 음식을 만들거나, 빨래를 하거나, 청소기를 돌릴 때, 대부분 구부정한 자세로 일을 한다. 이 점을 깨닫고 의식적으로 관리하는 것이

자세를 바로잡는 첫 단계이다.

그렇다면 사무실에서는 어떨까? 책상 앞에 오래 앉아 있으면 자세가 점점 앞으로 굽는다. 일에 집중하다 보면 같은 자세를 장시간 유지하는 경우가 많아 구부정한 고양이 등이 될 위험이 더욱 커진다.

고양이 등처럼 나쁜 자세는 몸에 다양한 부하를 주는데 크게 다음 세 가지 모습으로 나타난다.

1. 근육이 굳어서 어깨나 목이 자유롭게 움직일 수 있는 범위가 좁아진다.

2. 경동맥이 압박받아 뇌로 흐르는 혈액의 순환이 나빠진다.

3. 횡격막의 움직임이 제한되어 호흡이 얕아진다.

'그깟 자세쯤!'이라며 우습게 봤다면 오산이다. 그대로 방치하면 만성피로와 다양한 질병에 시달리게 될지도 모른다.

● **생활습관병이 늘고 있는 진짜 이유**

앞의 1번의 근육경화가 목·어깨결림의 원인이 된다는 것은 널리 알려져 있다.

2번의 내용은 별로 알려지지 않은 사실인데, 자세가 비뚤어지면 목뼈(경추)가 압박을 받아 뇌로 흐르는 혈액의 흐름이 원활하지 않게 된다. 만성이 되면 뇌경색이나 치매 같은 인지증에 걸릴 위험도 높아진다.

마지막으로 고양이 등처럼 자세가 구부정해지면 가슴 주변의 근력과 유연성이 떨어져 횡격막이 경직되고, 그로 인해 호흡이 얕아진다. 그 결과 산소 공급량이 줄어서 혈액순환에도 악영향을 미친다.

이렇게 보면 생활습관병은 말 그대로 '생활습관이 낳은 질병'이라는 것을 알 수 있다. 생활습관병은 당뇨병, 고혈압, 고지혈증(지질이상증) 같은 질병의 총칭으로, 이들 증상이 악화되면 동맥경화를 일으키고 뇌경색이나 심근경색의 원인이 된다.

생활습관병이 증가한 원인은 식사나 스트레스 문제도 크지만, 그 근저에는 나쁜 자세가 깊이 관련되어 있다.

'자세를 비롯한 잘못된 생활습관이 병을 일으킨다.'

나는 많은 중장년층과 고령자들을 지도하면서 이런 결론을 얻었다.

습관처럼 하던 집안일, 별생각 없이 하던 사무실에서의 업무 자세가 나도 모르는 사이에 병의 원인이 된다. 그렇다면 잘못된 자세를 방치하지 말고 꾸준히 관리하는 것이 중요하다는 말도 이해가 될 것이다.

이처럼 자세 습관과 관련된 문제 역시 '뼈 스트레칭'이나 '풀어주기'가 큰 도움이 된다. '더블 T'로 서기, '가운뎃발가락 워킹'만 기억해도 나쁜 자세를 반드시 개선할 수 있다.

● 몸의 긴장을 풀려면 '뼈'가 중요하다

몸을 확실히 풀어주기 위해서는 지금까지 이야기했듯이 몸을 지탱하는 '뼈대'가 가장 중요하다.

지금까지 나온 핵심내용을 복습해보자.

1. 느슨한 것과 게으른 것은 다르다.

2. 몸은 '뼈대'가 지탱한다.

3. 쓸데없는 근력을 사용하지 않고 움직인다.

이 점을 반드시 이해하자. 몸의 뼈대만 확실히 잡고 있으면 몸을 좀 더 느슨하게 풀어도 괜찮다.

'힘을 뺀다' '릴랙스한다' 등 머리로는 중요하나는 것을 알면서도 실제로 몸의 긴장을 푸는 것은 쉽지 않다. 그렇기 때문에 몸의 뼈대를 의식하고 활용하면, 기분 좋게 움직이는 방법을 터득할 수 있다. '풀어주기'를 잘 활용해서 느슨해져야 한다는 것을 명심하자.

몸을 느슨하게 하는 데 서툰 사람은, 언제나 웃는 얼굴을 하자며 스스로 의식하면 된다. 그것만으로도 근육이 누그러지고 긴장이 풀린다. 뼈 스트레칭 효과도 더욱 높여줄 것이다.

웃는 얼굴의 중요성은 제5장에서 자세히 설명하겠다.

● '유연함'이 '강함'을 이긴다

'유능제강(柔能制剛)'이라는 말이 있다. 부드러운 것이 능히 단단한 것을 이긴다는 뜻인데, 이 말을 몸에 적용하면 몸은 단련하는 것보다 풀어주는 것, 느슨하게 하는 것이 더 중요하다는 말이 된다.

유연하고 자유로운 동작으로 힘세고 단단한 것을 누른다'고 풀이할 수 있는데, 여기에서 '유연함'을 몸이 풀리고 느슨해진 상태, '단단함'을 몸이 굳고 녹슨 상태라고 연상하면 좋다.

겉으로 보기에는 단단한 쪽이 강해 보일지 모른다. 그래서 강해지고 싶고 늠름해지고 싶어서 웨이트트레이닝이나 근력 트레이닝으로 몸을 단련하는 사람이 많다. 하지만 중요한 것은 실제로 잘 움직일 수 있는 몸인가 하는 것이다.

과연 여러분의 몸은 얼마나 부드럽고 자유롭게 움직일 수 있을까. 몸 여기저기가 결리고 통증을 느끼는 사람, 몸이 뻣뻣하게 굳은 사람은 우선 몸을 풀어주고 느슨하게 만들어야 한다는 점을 명심하자. 자동차의 핸들도 '여유'가 있어야 잘 돌아가듯이 몸도 어느 정도 느슨해야 잘 움직일 수 있다.

단단한 것보다 유연한 것이 낫다. 몸과 마음이 단단하게 굳기 쉬운 삶을 사는 우리는 의식적으로라도 좀 더 느슨하고 여유 있게 살기 위해 노력해야 한다.

하 루 3 0 초

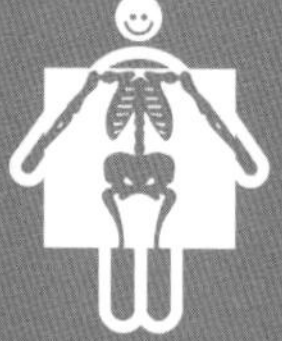

뼈 스 트 레 칭

어루만지기만 해도

몸이

풀린다

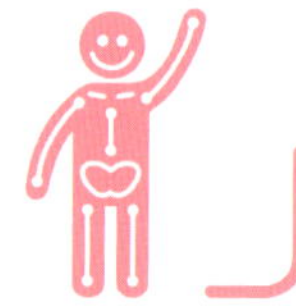

 몸이 보내는 신호를 알아차리자

2007년에 뼈 스트레칭을 고안한 이래로, 해마다 체험자가 늘어나 지금은 많은 사람이 실천하고 있다. 전국을 다니며 개최하는 강연장도 늘 성황이고, 단골 수강생도 많아져서 여간 기쁘지 않다.

뼈 스트레칭의 특징 중 하나는 방법이 간단하면서도 그 자리에서 바로 효과를 체험할 수 있다는 점인데, 바꾸어 말하면 '재현성이 높다'고 할 수 있다.

세상에는 뼈 스트레칭 말고도 훌륭한 트레이닝법이 많지만,

세미나나 강연장에 참여해 완벽한 지도를 받아도 나중에 하려고 보면 생각만큼 되지 않는 경우가 많다. 강사에게 배울 때는 요령을 터득한 것 같아도 혼자 해보려고 하면 기억이 나지 않아 흉내조차 내지 못하는 안타까운 경험을 한 사람이 많을 것이다.

하지만 뼈 스트레칭을 잘하는 요령이란 바로 '뼈를 잡고, 누르는 것'뿐이다. 그렇기에 동작을 잊어버릴 위험이 매우 낮다.

건강을 개선하기 위해 트레이닝을 꾸준히 받는 동안 '아, 나도 모르는 사이에 몸에 부담을 주었구나' 하는 생각이 들었다면, 앞으로 어떻게 해야 몸을 건강히 쓸 수 있는지에도 관심을 갖게 될 것이다.

그럴 때 중요한 것이 동작이 얼마나 재현하기 쉬운가 하는 점이다. 덧붙여 '몸이 보내는 신호'를 스스로 알아차릴 수 있게 만들어주느냐도 중요하다.

앞에서 뼈 스트레칭을 실시하기 전후로 팔을 돌려 몸의 변화를 확인하라고 했다. 이러한 비교가 몸이 보내는 신호를 알아차리는 첫걸음이다.

여러분은 지금까지 뼈 스트레칭이나 근육 트레이닝을 거의 타성에 젖어서 하지 않았는가? 우리의 뇌는 과거의 습관이나 정보에 현혹되면 정말로 효과가 있을 거라고 착각하기 쉽다. '이만큼 해냈다' '매일 꾸준히 한다'는 생각에 스스로 만족하고 마는 것이다.

뼈 스트레칭에서 중요한 것은 어디까지나 한 사람 한 사람의 '기분 좋은' 느낌이다. 그것은 몸의 변화를 비교함으로써 더욱 명확해진다. 이러한 습관을 들이면 주변의 정보에 휘둘리지 않고 자기 나름의 감각을 연마할 수 있을 것이다.

몸의 변화를 비교하기 힘든 사람은 가장 활기찼던 시절의 자신을 떠올려보면 좋다. 지금까지 살면서 언제 가장 활기가 넘쳤는가?

동아리 활동에 열 올리던 학창시절? 첫 직장에 입사하던 무렵? 아니면 좀 더 어렸을 때? 다양한 시절이 떠오를 텐데, 그때에 비해 지금 몸 상태는 어떤가?

몸이 무겁다, 쉬 피로하다, 여기저기 쑤신다, 활력이 넘치지 않는다…. 모두 나이 탓이니 어쩔 수 없다고 생각하는가?

나이를 먹어도 건강한 사람, 피부가 좋은 사람은 얼마든지 있다. 노화현상으로 근력이 떨어지고 젊은 시절의 순발력도 사라지지만 그렇다고 일상의 동작까지 편하게 하지 못하는 것은 아니다.

오히려 나이를 먹음에 따라 쓸데없는 움직임이 줄어들고, 밝고 생기 넘치는 사람도 있을 것이다.

● 중요한 것은 일상에서의 움직임

다시 말하지만, 생기발랄함의 열쇠는 '근육'이 아니라 '뼈'가 쥐고 있다.

'노화는 뼈가 약해지는 데서 온다'는 이야기를 자주 하는데, 실제로 골다공증으로 고민하는 고령자가 해마다 늘고 있다. 칼슘을 섭취하면 뼈가 튼튼해질까? 물론 일리 있는 말이지만 그 이상으로 중요한 것이 일상에서의 움직임이다.

몸이 늘 무겁고, 동작이 느리고, 걷자마자 금방 피곤해지면 일상생활에서 점점 몸을 쓰지 않으려고 하게 된다. 몸을 쓰지 않으면 뼈가 약해지는 것은 당연하다.

그렇다고 무리하게 몸을 혹사시키면서 단련하면 스트레스만 쌓일 뿐 즐겁지 않다. 결국 작심삼일로 끝나고 만다.

"저 사람은 아무리 세월이 흘러도 젊다."
"몸놀림이 가벼워서 전혀 나이가 느껴지지 않는다."
"언제나 밝고 얼굴에서 웃음이 끊이지 않는다."

주위에 이런 소리를 듣는 사람이 있다면, 한없이 부럽고 자신도 그렇게 되고 싶을 것이다.

무엇보다 자신도 모르게 움직이고 싶어지는, 덩실 춤추고 싶어지는 가볍고 건강한 몸을 되찾고 싶지 않은가? 간단한 요령만 파악하면 누구나 즐기면서 자신을 바꿔갈 수 있다.

슬라이드식 뼈 스트레칭

뼈 스트레칭도 세월과 함께 다양해지고 내용도 발전했다. 놀라운 효과를 불러오는 동작을 발견하면 곧바로 강연장에서 선보였다. 참가자들의 반응을 보면 새로운 아이디어가 더 많이 솟아나기 때문이다.

이러한 과정을 되풀이하면서 새롭게 변형한 것이 '슬라이드식 뼈 스트레칭'이다. 지금까지 설명한 뼈 스트레칭은 엄지손가락과 새끼손가락으로 몸의 마디마디를 누르고, 몸을 비틀고, 늘리는 방식이었지만, 슬라이드식 스트레칭은 엄지손가락과 새끼손가락으로 팔이나 다리를 미끄러지듯 어루만지기만 하면 된다.

가장 간단한 '앞으로 숙이기 버전'을 비롯해 슬라이드식 뼈 스트레칭 몇 가지를 소개한다.

슬라이드식 뼈 스트레칭 – 앞으로 숙이기 버전

1. 선 자세에서 무릎을 약간 구부리고, 양손의 엄지손가락과 새끼손가락으로 양쪽 허벅지 위쪽을 누른다.

2. 두 손을 허벅지, 무릎, 정강이를 따라 미끄러뜨리면서 몸을 앞으로 숙인다.

리드미컬하게 몸을 앞으로 구부렸다 폈다 반복하면 아무리 몸이 뻣뻣한 사람이라도 두 손이 바닥에 닿을 정도로 유연해진다. 또 조금만 해도 혈액순환이 좋아져서 몸이 따뜻해진다는 이점도 있다. 평소의 운동부족을 개선하고 싶은 사람은 꼭 한 번 시도해보기 바란다.

앞으로 숙이기 버전

두 다리를 엄지손가락과 새끼손가락으로 어루만지기만 해도 몸이 놀랄 만큼 유연해진다!

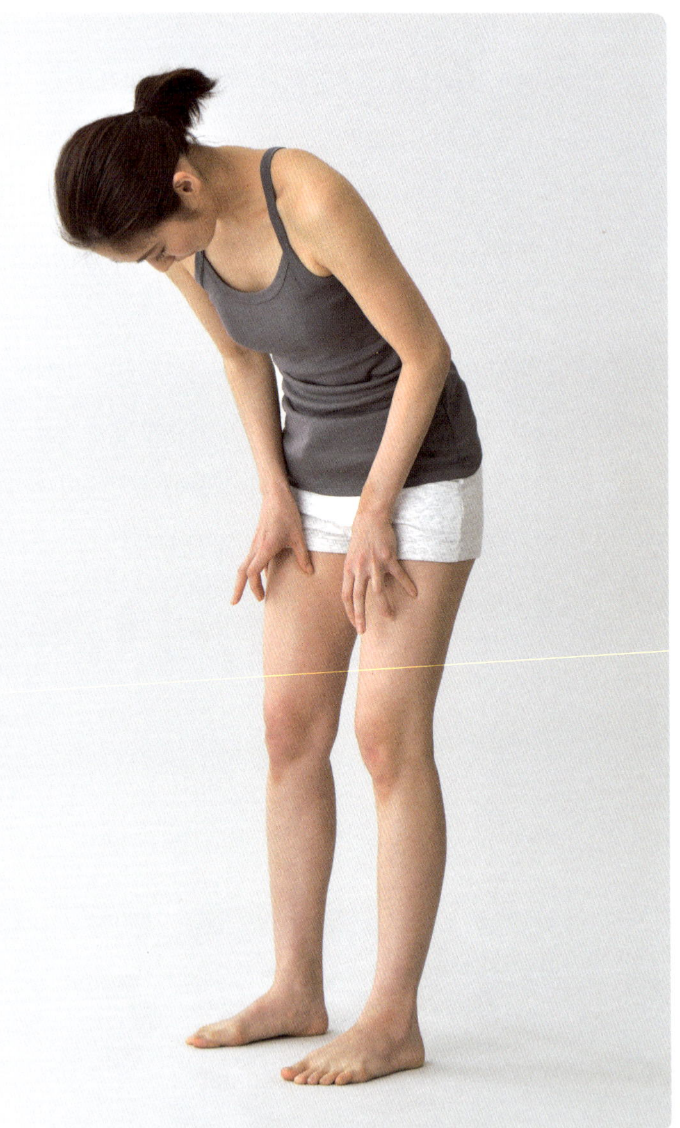

① 선 자세에서 무릎을 약간 구부리고 양손의 엄지손가락과 새끼손가락으로 양쪽 허벅지 위쪽을 누른다.
② 두 손을 허벅지, 무릎, 정강이를 따라 미끄러뜨리면서 몸을 앞으로 숙인다.

※ 1세트 7회 기준.
※ 리드미컬하게 몸을 앞으로 숙임으로써 두 손이 바닥에 닿을 만큼 유연성이 향상된다.

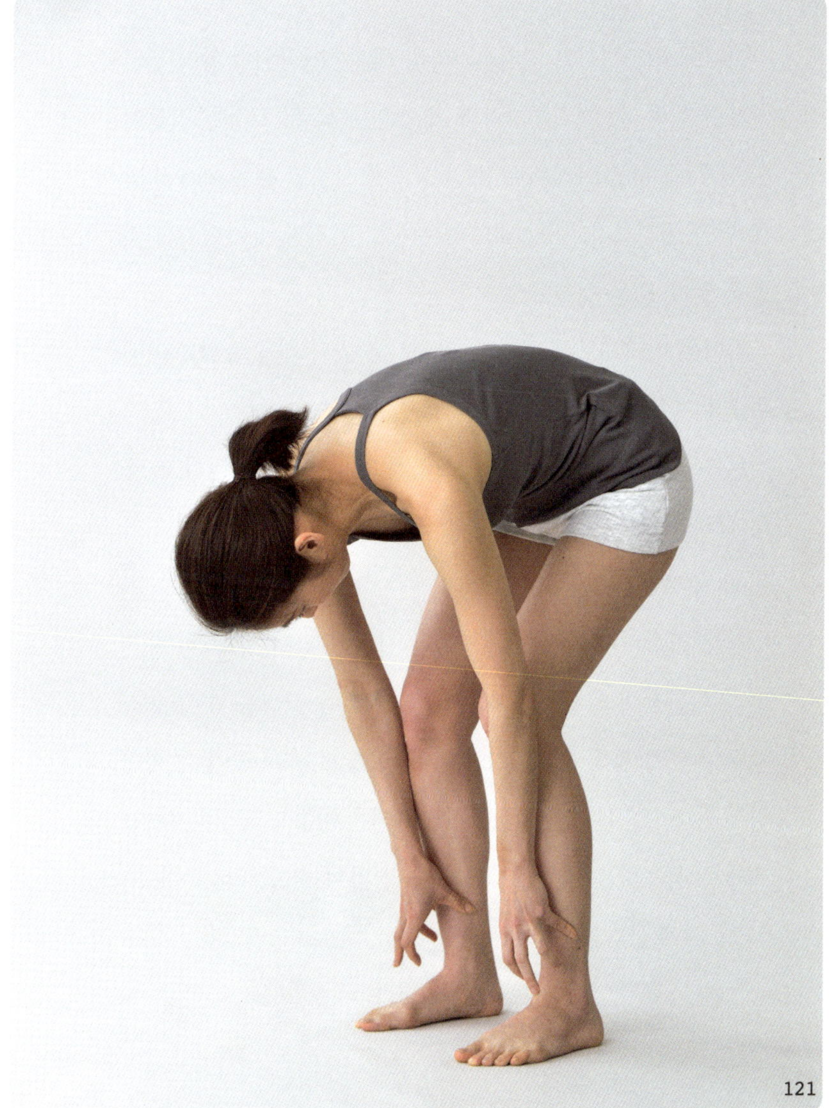

엄지손가락과 새끼손가락으로 어루만졌을 뿐인데 하반신이 유연해지는 이유는 무엇일까?

여기에서도 핵심은 엄지손가락과 새끼손가락의 조합이다.

가령 한쪽 손 엄지손가락과 새끼손가락으로 U자를 만들어서 다른 쪽 팔을 아래위로 10번 정도 마사지한 뒤에 마사지 받은 팔을 돌려보자. 이렇게만 했는데도 팔 전체가 가벼워진 것을 느낄 수 있을 것이다.

차이를 비교해보기 위해서, 다음은 손바닥 전체로 팔을 아래위로 문지르듯이 마사지한 다음 팔을 돌려보자.

보통 이렇게 손 전체로 정성스럽게 마사지하면 효과가 더 클 것 같지만, 현실은 그렇지 않다. 오히려 팔이 무거워지거나 돌릴 때 부자연스럽다.

전문 마사지사 중에서도 능숙한 사람은 엄지손가락과 새끼손가락을 제대로 활용하지만, 요령이 없는 사람은 손바닥 전체를 써서 열심히 문지르기만 한다. 그렇게 하는 편이 더 꼼꼼하게 하는 것 같지만, 실제로는 엄지손가락과 새끼손가락을 제대로 사용하는 마사지사가 훨씬 평판이 좋고, 마사지를 받고 난 뒤에 근육통도 없다.

● 고령자도 쉽게 할 수 있다

벌써 눈치챘을지 모르지만 '슬라이드식 뼈 스트레칭'은 이처럼 '엄지손가락과 새끼손가락으로 풀어주기'를 더욱 발전시킨 방법이다.

앞에서 이야기한 '앞으로 숙이기 버전'을 응용한 동작으로 다음의 '한쪽 다리 버전'도 소개한다.

슬라이드식 뼈 스트레칭 - 한쪽 다리 버전

1. 한쪽 다리를 앞으로 내밀고, 내민 다리와 같은 쪽 손 엄지손가락과 새끼손가락으로는 무릎을, 다른 쪽 손 엄지손가락과 새끼손가락으로는 허벅지 위쪽을 누른다.

2. 몸을 앞으로 숙이면서 허벅지에 있던 손은 무릎으로, 무릎에 있던 손은 정강이로, 다리를 따라 미끄러지듯 어루만지며 내려간다. 반대쪽 다리도 같은 방법으로 실시한다.

1세트 7회 기준으로 실시한 다음에 몸을 일으켜서 문지른 쪽의 무릎을 들어 올려보자. '큰허리근 풀어주기'(34쪽 참조)의 경우와 마찬가지로 하반신이 흔들리지 않고, 평소보다 무릎을 더 높이 올릴 수 있을 것이다. 엄지손가락과 새끼손가락으로

한쪽 다리 버전

① 한쪽 다리를 앞으로 내밀고, 내민 다리와 같은 쪽 손 엄지손가락과 새끼손가락으로는 무릎을,
   다른 쪽 손 엄지손가락과 새끼손가락으로는 허벅지 위쪽을 누른다.
② 몸을 앞으로 숙이면서 허벅지에 있던 손은 무릎으로, 무릎에 있던 손은 정강이로 다리를 따라
   미끄러지듯 어루만지며 내려간다.

※ 1세트 7회 기준. 반대쪽 다리도 같은 방법으로 실시한다.

고령자도
쉽게 할 수 있다!

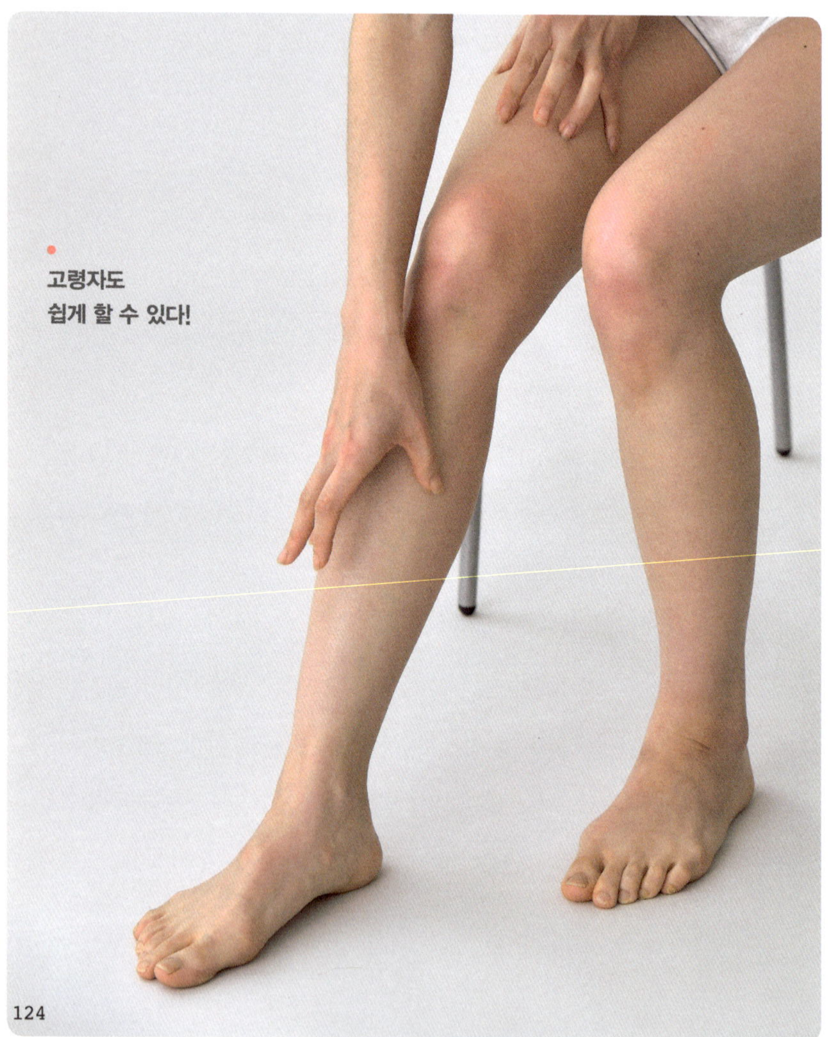

의자 버전

① 의자에 앉은 상태에서 한쪽 다리를 앞으로 내밀고, 한쪽 다리 버전과 마찬가지로 같은
   쪽 손의 엄지손가락과 새끼손가락으로 미끄러지듯 어루만지며 내려간다.

※ 1세트 7회 기준. 반대쪽 다리도 같은 방식으로 실시한다.

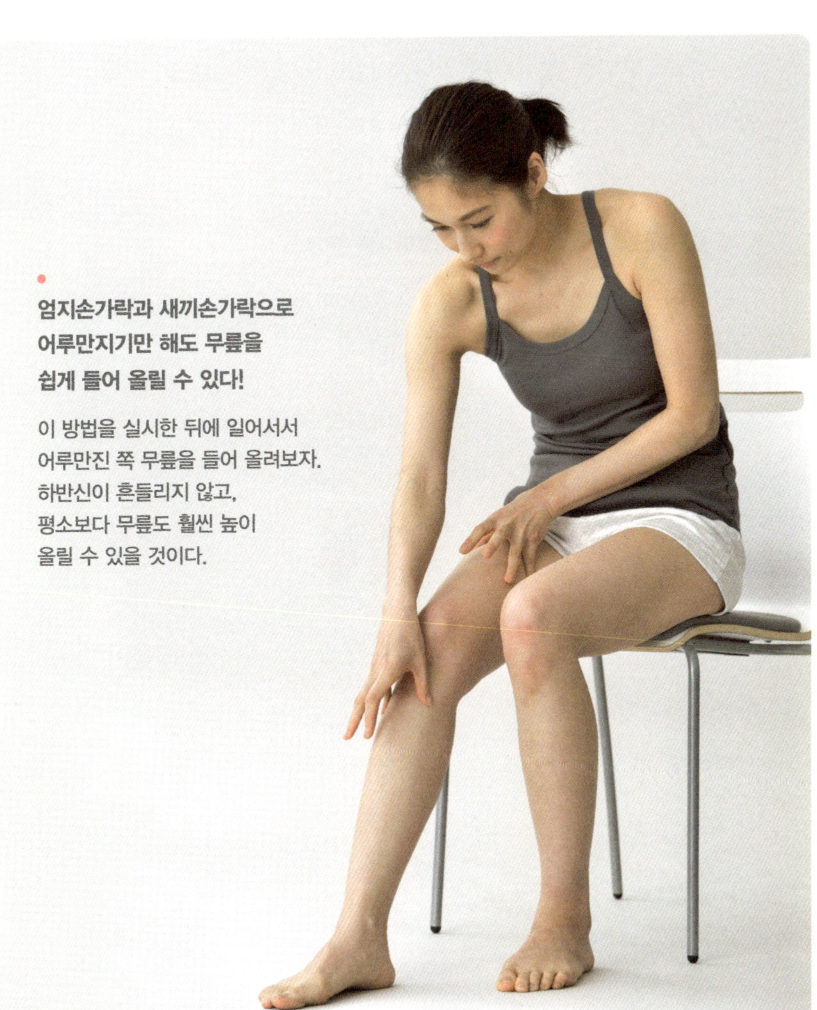

엄지손가락과 새끼손가락으로
어루만지기만 해도 무릎을
쉽게 들어 올릴 수 있다!

이 방법을 실시한 뒤에 일어서서
어루만진 쪽 무릎을 들어 올려보자.
하반신이 흔들리지 않고,
평소보다 무릎도 훨씬 높이
올릴 수 있을 것이다.

다리를 어루만졌을 뿐인데도 이 정도의 효과를 볼 수 있다. 특히 한쪽 다리 버전은 한쪽 다리를 한 걸음 앞으로 내밀기 때문에 자세가 더욱 안정된다.

그러나 하반신이 불편한 고령자에게 선 채로 되풀이해서 몸을 숙이는 방법은 상당히 힘들다. 대신 똑같은 동작을 의자에 앉아서도 할 수 있으므로 의자 버전부터 해보기 바란다.

● 슬라이드식 스트레칭은 몸을 어루만져줄 뿐이다

슬라이드식의 이점은 요령만 터득하면 기존의 뼈 스트레칭 이상으로 손쉽게 할 수 있다는 것이다.

특히 고령자 중에는 관절의 마디마디를 눌러서 몸을 젖히거나 손목을 흔드는 동작을 따라 하기 어려운 사람도 있는데, 슬라이드식은 몸을 어루만지기만 하면 되기 때문에 수월하게 할 수 있다.

힘을 거의 들이지 않는데도 몸이 유연해지고, 단시간에 몸이 따뜻해지는데다가 운동부족도 해소할 수 있다.

이어서 지금까지의 뼈 스트레칭 방법과 슬라이드식을 조합한 효과 만점의 방식을 소개한다.

슬라이드식 뼈 스트레칭 – 손목 어깨뼈 버전

1. 오른손 엄지손가락과 새끼손가락을 서로 맞붙인 다음 팔을 앞으로 내밀어 직각으로 구부린다. 왼손 엄지손가락과 새끼손가락으로 오른손 손목의 튀어나온 뼈를 눌러 '손목 어깨뼈 스트레칭'(20쪽 참조) 자세를 만든다.

2. 왼손 엄지손가락과 새끼손가락은 손목뼈, 팔꿈치, 겨드랑이, 허리를 따라 이동시키고 동시에 몸은 바깥쪽(오른쪽)으로 비튼다. 손을 바꾸어서 같은 동작을 되풀이한다.

이 방법은 '손목 어깨뼈 스트레칭'을 하면서 동시에 팔을 위에서 아래로 훑어주기만 하면 된다. 리드미컬하게 되풀이하다 보면 몸이 저절로 뒤쪽으로 돌아가게 되는데, 종래의 손목 어깨뼈 스트레칭보다 몸이 훨씬 유연해진다.

● '빗장뼈 비틀기'의 진화

어깨나 목의 결림이 심한 사람은 통증을 느끼는 부위의 가동 영역이 좁기 때문에 뒤를 돌아보는 것도 힘이 든다. 아주 심한 경우 몸 전체를 움직이지 않으면 뒤를 돌아볼 수 없을 정도다. 이때 슬라이드식 뼈 스트레칭을 하면 그 자리에서 몸이 점점 부드러워져 뒤쪽도 쉽게 볼 수 있게 된다.

손목 어깨뼈 버전

어루만질 뿐인데 몸이 깜짝 놀랄 만큼 유연해진다!

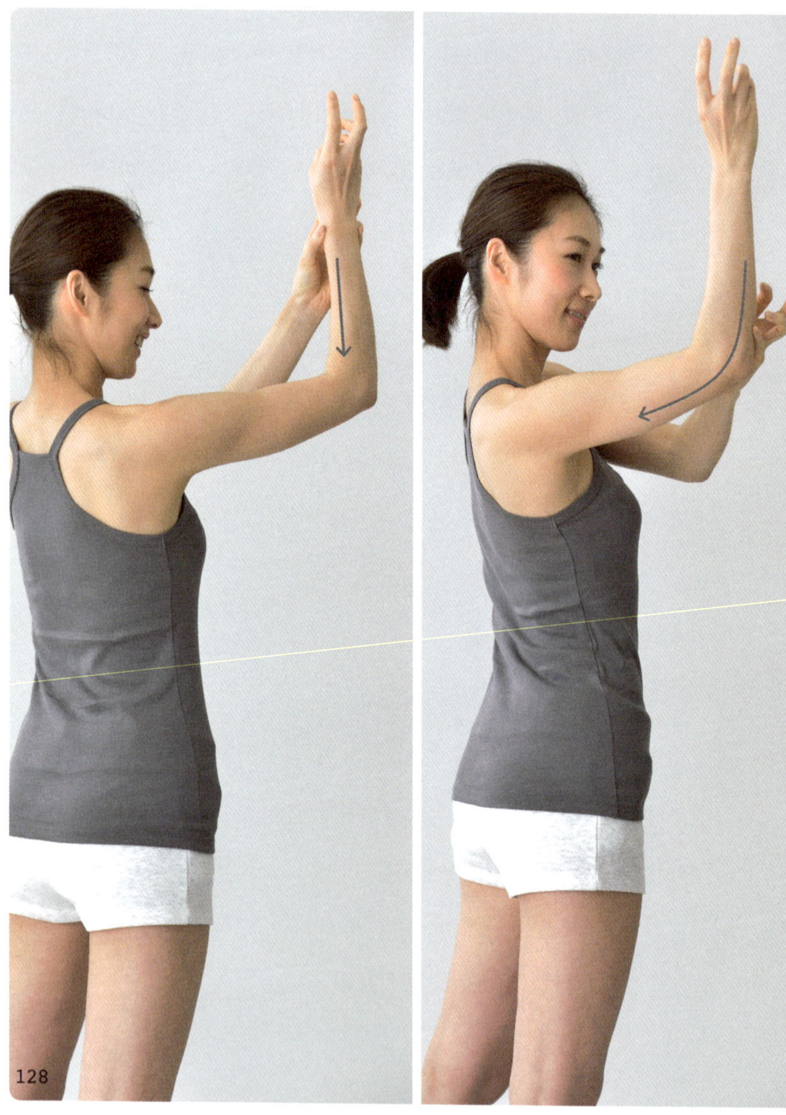

① 오른손 엄지손가락과 새끼손가락을 맞붙이고 팔꿈치를 직각으로 구부린다. 왼손 엄지손가락과 새끼손가락으로 오른손 손목의 볼록 튀어나온 뼈 부분을 누른다. (20쪽의 '손목 어깨뼈 스트레칭' 참조)

② 왼손 엄지손가락과 새끼손가락을 손목뼈에서부터 팔꿈치, 겨드랑이, 허리 순서로 미끄러뜨리면서 동시에 몸을 바깥쪽(오른쪽)으로 비튼다.

※ 1세트 7회 기준. 손을 바꾸어서 같은 동작을 되풀이한다.

※ 리드미컬하게 몸을 비틀어주면 기존의 '손목 어깨뼈 스트레칭'보다 몸이 훨씬 더 유연해진다.

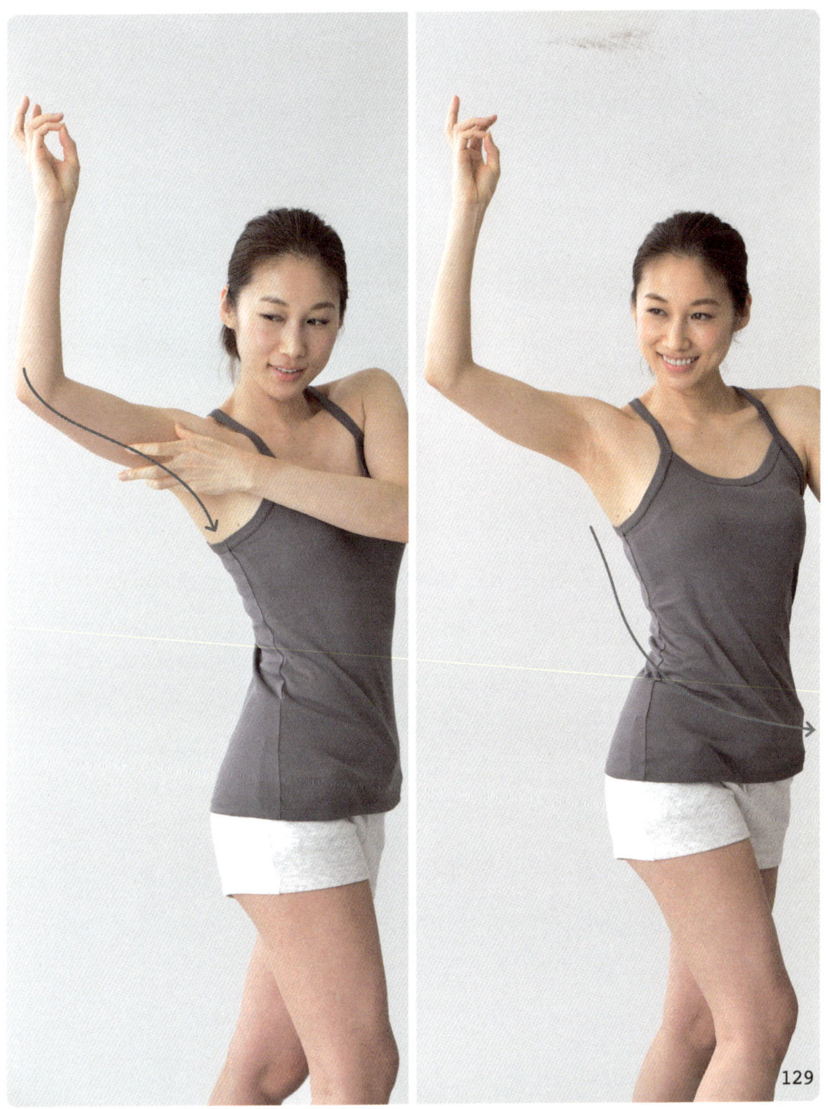

기존의 '손목 어깨뼈 스트레칭'으로도 이러한 효과를 체감할 수 있지만, 슬라이드식 스트레칭이 좀 더 확실한 효과가 있다고 느낄 것이다.

그렇다면 허리 주변을 조여주는 '빗장뼈 비틀기'(16쪽 참조)는 어떨까? 빗장뼈 비틀기를 슬라이드식으로 실시하면 동작은 한층 단순해진다.

슬라이드식 뼈 스트레칭 – 빗장뼈 비틀기 버전

1. 선 상태에서 왼손 엄지손가락과 새끼손가락을 서로 맞붙인 다음 손을 등 뒤로 돌려 손등을 허리에 댄다.

2. 오른손 엄지손가락과 새끼손가락으로 왼쪽 빗장뼈를 잡고 누른다.

3. 얼굴은 정면을 향한 상태에서 빗장뼈를 따라 미끄러지듯 엄지손가락과 새끼손가락을 움직이고, 몸은 뒤쪽으로 비튼다. 반대쪽도 같은 방법으로 실시한다.

빗장뼈 비틀기에 한 손을 허리 뒤로 대는 동작이 더해진 것인데, 실제로는 단순히 빗장뼈를 리드미컬하게 문지르는 것뿐이다. 꾸준히 하면 자연스럽게 몸이 비틀려 좀 더 손쉽게 빗장뼈 비틀기의 효과를 실감할 수 있다.

물처럼 흐르는 몸 만들기

뼈 스트레칭은 뼈를 눌러서 몸의 움직임을 제어하고 자극이 몸의 말단에서 중심부(몸통)로 전해지도록 했지만, 슬라이드식에서는 이러한 제어도 필요 없다.

대신 중요한 것은 몸을 가볍게 어루만짐으로써 생기는 리드미컬한 움직임이다.

나는 '슬라이드식 뼈 스트레칭'의 유연한 움직임을 볼 때마다 전설의 액션배우 이소룡이 남긴 말이 떠오른다.

"마음을 비우고 정해진 형태나 모양이 없는 물처럼 살게.

컵에 따른 물은 컵이 되고,

주전자에 따른 물은 주전자가 되지.

물은 유유히 흐를 수도 있고 힘차게 때릴 수도 있다네.

그러니 친구여, 부디 물처럼 살게."

물처럼 산다는 것, 이것은 무술의 심오한 경지라고 생각하는데, 여기에는 몸의 뼈대가 깊이 관련되어 있다.

빗장뼈 비틀기 버전

① 선 상태에서 왼손 엄지손가락과 새끼손가락을 서로 맞붙인 다음 손등을 허리 뒤에 댄다.
② 오른손 엄지손가락과 새끼손가락으로 왼쪽 빗장뼈를 누른다.

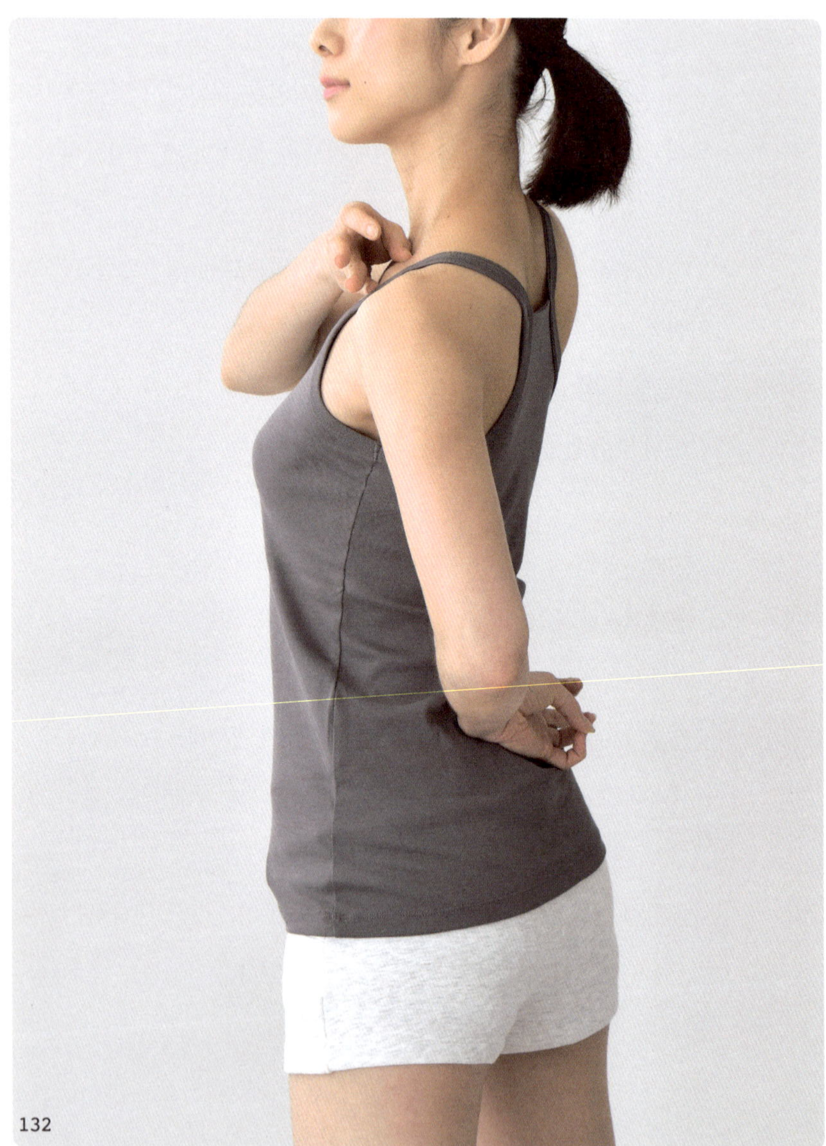

③ 얼굴은 정면을 향한 상태에서 빗장뼈를 따라 엄지손가락과 새끼손가락을 미끄러뜨리고, 몸은
뒤쪽으로 비튼다.

※ 1세트 7회 기준. 반대쪽도 같은 방법으로 실시한다.

※ 리드미컬하게 몸을 비트는 것으로 '빗장뼈 비틀기'(16쪽 참조)보다 더 큰 효과를 실감할 수 있다.

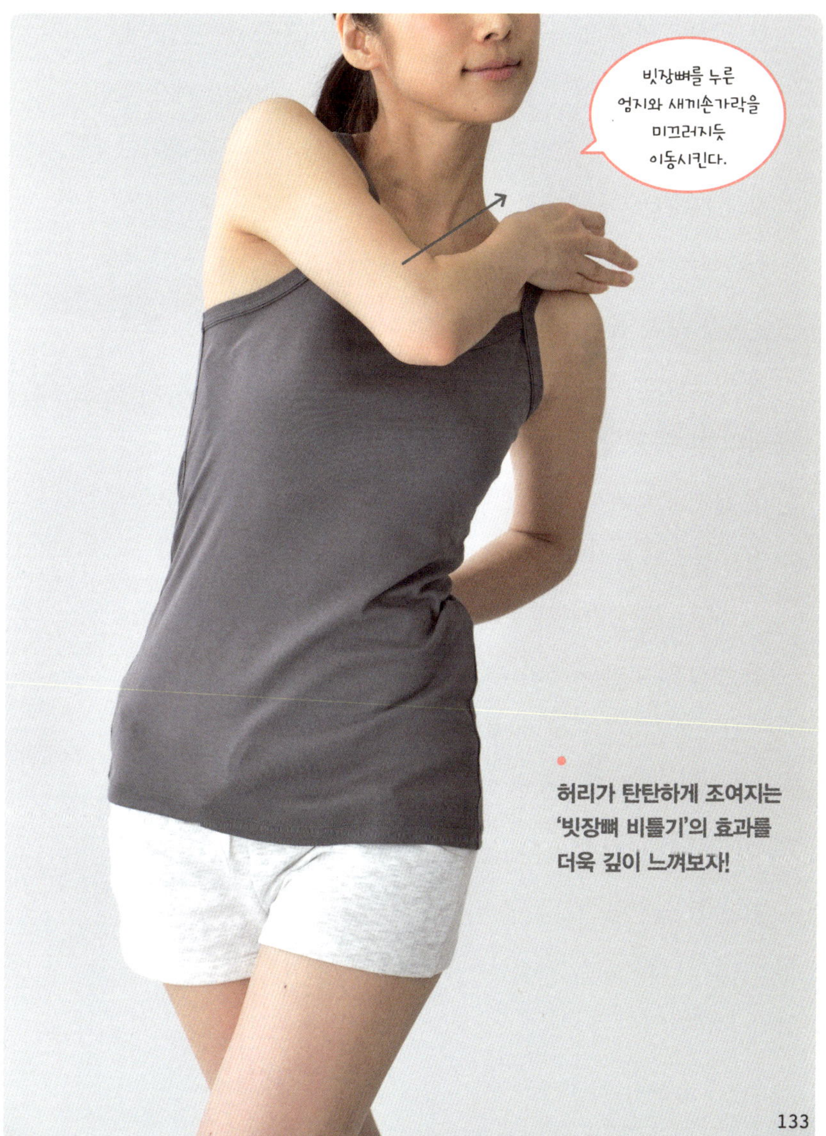

제3장에서 이야기했듯이 뼈대가 몸을 제대로 지탱하지 못하면 물처럼 유연해지는 것은 불가능하기 때문이다. 미끄러움, 부드러움, 막힘 없음을 뜻하는 한자 '활(滑)'은 물 수 '변(氵)'에 '뼈(骨)'가 합쳐진 글자다. 물처럼 자유롭게 움직이려면 뼈가 중요하다는 것을 옛 선조들은 알고 있었던 것 아닐까? 슬라이드 식 스트레칭을 실천하다 보면 그 의미를 더욱 깊이 체감할 수 있을 것이다.

물은 우리 몸의 50퍼센트 이상을 차지하는 성분이다. 혈액과 림프액이 끊임없이 몸을 순환함으로써 우리는 건강을 유지하며 살 수 있다. 당연히 이 순환이 잘 되지 않으면 몸 어딘가에 문제가 생기고 활기를 잃게 된다. 애초에 건강하게 산다는 것은 몸속의 물이 원활하게 순환해야 가능하다.

그러나 몸을 단단하게 만들고 강해져야 튼튼해진다는 기존의 발상은 이러한 몸의 유동성과 어쩐지 동떨어진 느낌이다. 지금까지 보아왔듯이 몸을 단단하게 만들면 오히려 본디 몸이 갖고 있는 부드러움을 잃을 수 있기 때문이다.

앞 장에서 열거한 주제를 깊이 파고들면 마지막에는 이소룡이 말한 '물처럼 흐르는' 삶이 보일지도 모르겠다.

일류 운동선수는 뼈를 쓴다

매끄러운 움직임이라고 하면 일류 운동선수의 플레이를 꼽을 수 있다. 그들의 움직임은 부드럽고 아름다워서 어색함이라고는 조금도 느껴지지 않는다.

예로 40대가 되어서도 메이저리그에서 맹활약하는 이치로 선수는 지금도 부드러운 몸동작을 유지하며 팬들을 매료시키고 있다.

그의 유연함은 웨이트트레이닝을 통해 힘이 세지는 것만으로는 얻을 수 없다. 오히려 그렇게 해서 몸을 단단하고 크게 만들기만 했다면 몸은 부드러움을 잃었을지 모른다.

축구계에서는 다소 작은 체격을 뛰어넘는 유연하고 멋진 플레이를 선보이는 메시나 네이마르 같은 선수들이 있다.

이들처럼 부드럽게 움직이고 싶다면, 근육보다는 뼈를 의식해서 '기분 좋게 움직일 수 있는 몸'을 만들어야 한다. 그러기 위해서는 몸이 무엇을 좋아하는지 늘 살피고, 몸이 바라는 쪽으로 움직이는 것이 제일이다. 지금 자신이 하고 있는 트레이닝으로 정말 제대로 움직이는 몸을 얻을 수 있는지 다시 자문

해봐야 할 일이다.

이것은 운동선수뿐만 아니라 일반인도 마찬가지다. 몸의 통증이나 뭉침을 해소하고 좀 더 부드럽게, 말 그대로 흐르는 물처럼 유연한 몸을 만들고 싶지 않은가? 조금이라도 그렇게 된다면 훨씬 자유롭고 즐겁게 인생을 살 수 있지 않을까?

● 운동성과를 높이는 방법

예전에 트레이너로 있으면서 선수들을 지도한 경험이 많은 까닭에 운동성과를 향상시키는 방법에 대한 상담 요청을 자주 받는다.

그중에는 프로 운동선수도 있고, 취미나 체력 만들기의 일환으로 좋아하는 운동을 계속하려는 사람도 있는데, 조언 내용은 기본적으로 같다.

'뼈 스트레칭'으로 관절의 가동영역을 넓히고, '풀어주기'로 몸에 낀 녹을 제거하고, '더블 T 서기'를 바탕으로 몸의 무게와 뼈대를 의식하면서 움직이는 법을 전하는 것이다.

이러한 뼈 스트레칭의 요령을 몸에 익히는 것을 전제로 한 뒤, 각 경기에 맞게 강화하고 싶은 포인트를 찾아가게 한다.

가령 테니스 선수라면 라켓을 팔뿐만 아니라 몸 전체를 사용해 다이나믹하게 휘두르는 유연성이 있어야 한다. 그러기 위해서는 일단 '손목 어깨뼈 스트레칭'(20쪽 참조), '빗장뼈 비틀기'(16쪽 참조), '물고기 등뼈' 동작(30쪽 참조)과 같은 방법으로 몸통을 유연하게 만들고 어깨 주변의 가동영역을 넓혀야 한다.

유연한 몸은 수영이나 야구의 피칭에서도 빼놓을 수 없는 요소다. 팔의 힘에만 의존해 물을 가르거나 공을 던지면 힘을 제대로 내지 못할 뿐만 아니라 부상의 원인이 되기도 한다. 특히 야구에서 투수에게 팔꿈치 부상이 유독 많은 것도 몸통의 유연성이 부족한 상태에서 근력에만 의존하기 때문이다.

근력 향상을 꾀하기보다 가장 큰 동력원인 몸통 전체를 온전히 활용할 수 있는 '부드러움'을 몸에 익히는 것이 무엇보다 중요하다.

뼈 스트레칭으로 골프의 비거리를 늘린다

다리를 많이 쓰는 달리기 같은 운동경기에서는, 멈출 때 다리에 무리하게 힘을 주지 않고 몸의 무게를 이용하는 감각을 익혀야 한다. 여기에서도 앞에서 말한 몸통을 유연하게 하는 스트레칭 방법을 실천하면서 '더블 T로 서기'(22쪽 참조)를 몸에 익히고, '가운뎃발가락 워킹'(70쪽 참조)으로 서서히 달리는 요령을 파악해나가야 한다.

이러한 방법은 육상경기 전반에도 필요하다. 최근 몸통의 역할이 주목을 받고 있는데, 일반적인 몸통 트레이닝은 몸통을 단단하게 만드는 경우가 대부분이다.

그러나 계속 이야기했듯이 몸통은 단단한 것보다는 부드러운 것이 좋다. 기존 스포츠에서 보는 견해와는 완전히 다른 입장이라고 할 수 있는데, 이 '부드럽다'는 말의 의미를 제대로 이해한다면 모든 스포츠 트레이닝의 방법 자체가 크게 달라질 것이다.

골프에서도 마찬가지다. 우선은 스윙할 때 지면에 힘주어 버티고 서지 않는 것, 또한 몸통의 유연성을 살린 역동적인 몸 사용법이 필요하다. 반대로 말하면, 다리에 힘을 주고 서서 전력으로 스윙하면 몸에 쓸데없는 부하가 걸려서 부상을 입기 쉽다는 소리다.

이때도 중요한 것은 서는 방법이다. '더블 T 자세'로 스윙하는 요령을 파악하면서, 클럽을 이용한 '손목 샤프트 옆구리 늘이기'로 몸통의 유연성을 높여나간다.

<u>손목 샤프트 옆구리 늘이기</u>

1. 클럽을 어깨에 걸쳐 메고 엄지손가락과 새끼손가락을 맞붙여 고리를 만든다.

2. 한쪽 발끝을 안쪽으로 90도 꺾은 다음 그대로 몸을 좌우로 천천히 기울인다.

상반신을 앞으로 숙이지 않게 주의하면서 옆구리가 충분히 늘어나도록 반복해서 몸을 좌우로 기울인다. 발끝의 각도는 45도 정도부터 시작하면 좋다. 경기를 시작하기 전 몸을 푸는 데 최적의 스트레칭이다.

관절통도 해소된다

마지막으로 지긋지긋한 관절통에서 하루 빨리 벗어나고 싶은 사람에게 효과 있는 방법을 소개한다.

어깨결림, 목결림, 요통, 무릎통증 등 나양힌 관절통에는 뼈 스트레칭으로 관절의 가동영역을 넓혀주는 것이 가장 좋은 대처법인데, 증상이 심할 때 뛰어난 효과를 발휘하는 응용방법

손목 샤프트 옆구리 늘이기

① 클럽을 어깨에 걸쳐 메고 엄지손가락과 새끼손가락을 맞붙여 고리를 만든다.

② 한쪽 발끝을 안쪽으로 90도 꺾고 그대로 몸을 천천히 옆으로 기울인다.
　 반대쪽으로도 실시한다. 발끝의 각도는 45도 정도부터 하면 좋다.

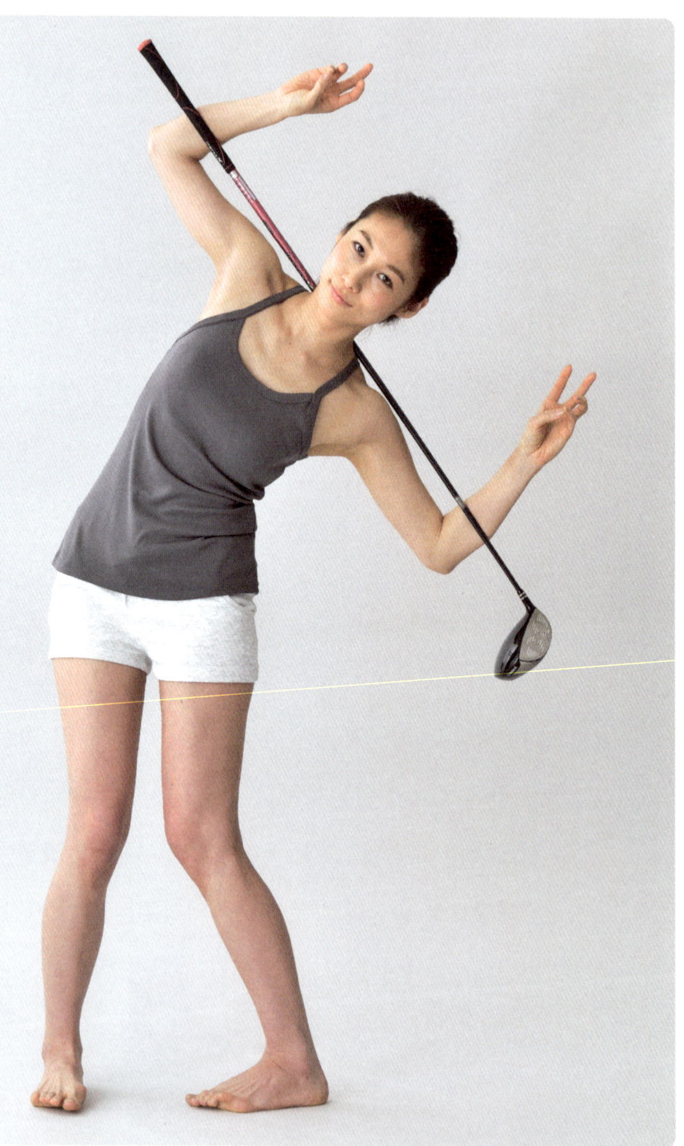

을 소개한다.

먼저 어깨가 딱딱하고 결릴 때에는 기본적으로 '손목 어깨뼈 스트레칭'을 실시한다. 그런 다음에 손의 방향을 바꿔가면서 손목뼈를 눌러주는 '네 방향 버전'을 실시하면 효과가 더욱 커진다.

손목 어깨뼈 스트레칭 - 네 방향 버전

1. 오른손 엄지손가락과 새끼손가락을 맞붙여서 고리를 만들고 왼손으로 오른손 손목뼈를 잡아서 '손목 어깨뼈 스트레칭' 자세를 취한 다음 기존의 방법대로 오른쪽으로 몸을 비튼다.

2. 1번 자세에서 오른손 손바닥이 안쪽으로 향하게 90도 돌린 다음 다시 한 번 몸을 비튼다.

3. 2번 자세에서 오른손을 다시 90도 돌려 손바닥이 처음과 반대 방향을 향하게 하고 왼손은 오른손 뒤로 가서 손목뼈를 누른 다음 몸을 다시 한 번 비튼다.

4. 오른손 손바닥이 완전히 바깥쪽을 향하게 하고 왼손은 오른손 손등을 감싸듯 손목뼈를 누른 다음 다시 몸을 비튼다.

기존의 손목 어깨뼈 스트레칭은 고리를 만든 쪽 손바닥과 손

네 방향 버전

① '손목 어깨뼈 스트레칭' 자세를 만든 다음
그대로 몸을 뒤로 비튼다.

② 손바닥을 안쪽으로 90도 돌려서
같은 방법으로 몸을 뒤로 비튼다.

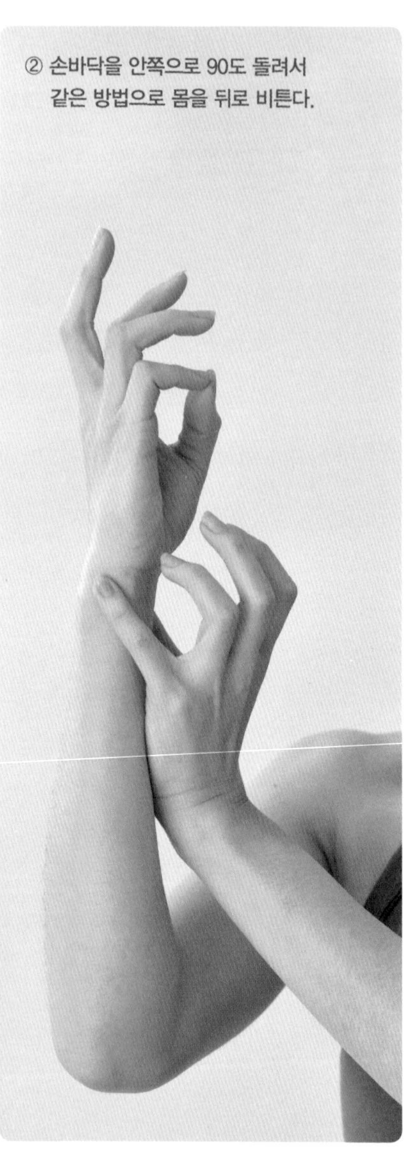

③ 손을 조금 더 돌려서 손바닥이 처음과
   반대 방향이 되게 하고 몸을 뒤로 비튼다.

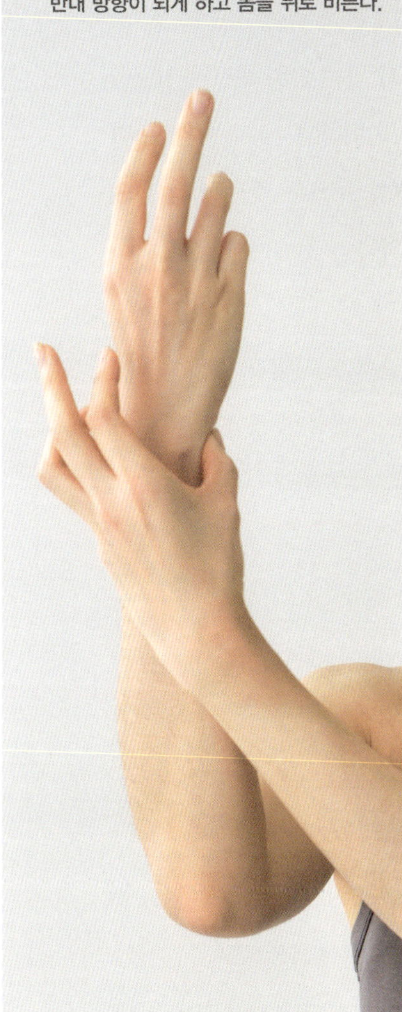

④ 손의 방향을 바꾸어서 손바닥이 바깥쪽을
   향하게 하고 몸을 뒤쪽으로 비튼다.

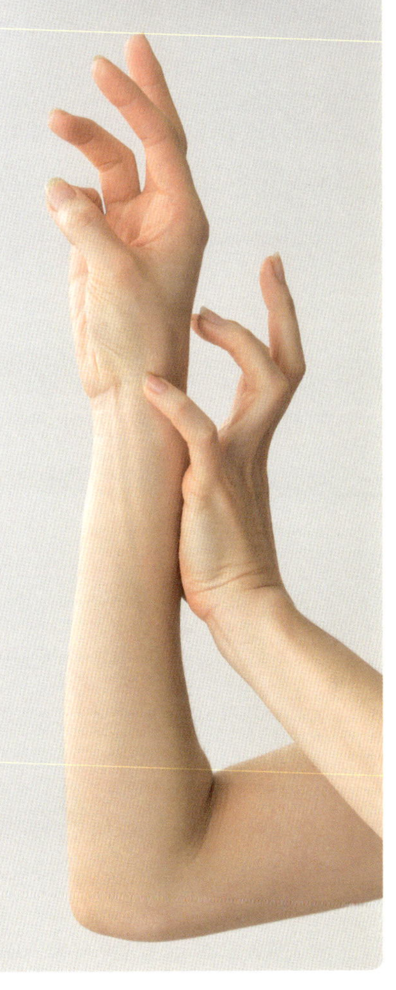

목뼈를 누른 손이 서로 마주한 상태에서 고리를 만든 손 쪽으로 당기듯 몸을 비튼다.

그런데 네 방향 버전에서는 고리를 만든 손의 손바닥 방향을 앞쪽(마주한 상태) → 안쪽(90도 회전) → 뒤쪽(다시 90도 회전) → 바깥쪽으로 바꿔주기 때문에, 손목뼈를 누르는 것도 점점 힘들어진다. 그만큼 어깨뼈에 다양한 자극이 전해져서 몸이 더욱 잘 풀어지는 것이다.

결림이 심할 때는 이 방법으로 '손목 기지개'(27쪽 참조)를 실천해도 좋다. 어깨결림이 완화되면 목결림도 개선될 뿐만 아니라 두통에도 효과가 있다.

● 지독한 요통도 낫는다

좀처럼 낫지 않는 요통 때문에 거동이 쉽지 않은 사람은 '손목 허리 기지개'를 해보자(29쪽 참조).

손목 허리 기지개

1. 의자에 앉아서 두 다리를 앞으로 뻗은 다음 가볍게 무릎을 구부린다. 두 팔을 앞쪽으로 쭉 뻗어서 뼈 스트레칭의 '기본자세'를 만든다.

2. 엄지손가락과 새끼손가락으로 팔을 잡아당긴다고 상상하면서 허리를

손목 허리 기지개

허리통증이 심할 때는 파트너에게 팔꿈치를 잡아당기게 해서 '손목 허리 기지개'를 하는 것도 좋다. 이때 파트너는 상대방의 팔꿈치나 손목을 잡고 당겨준다.

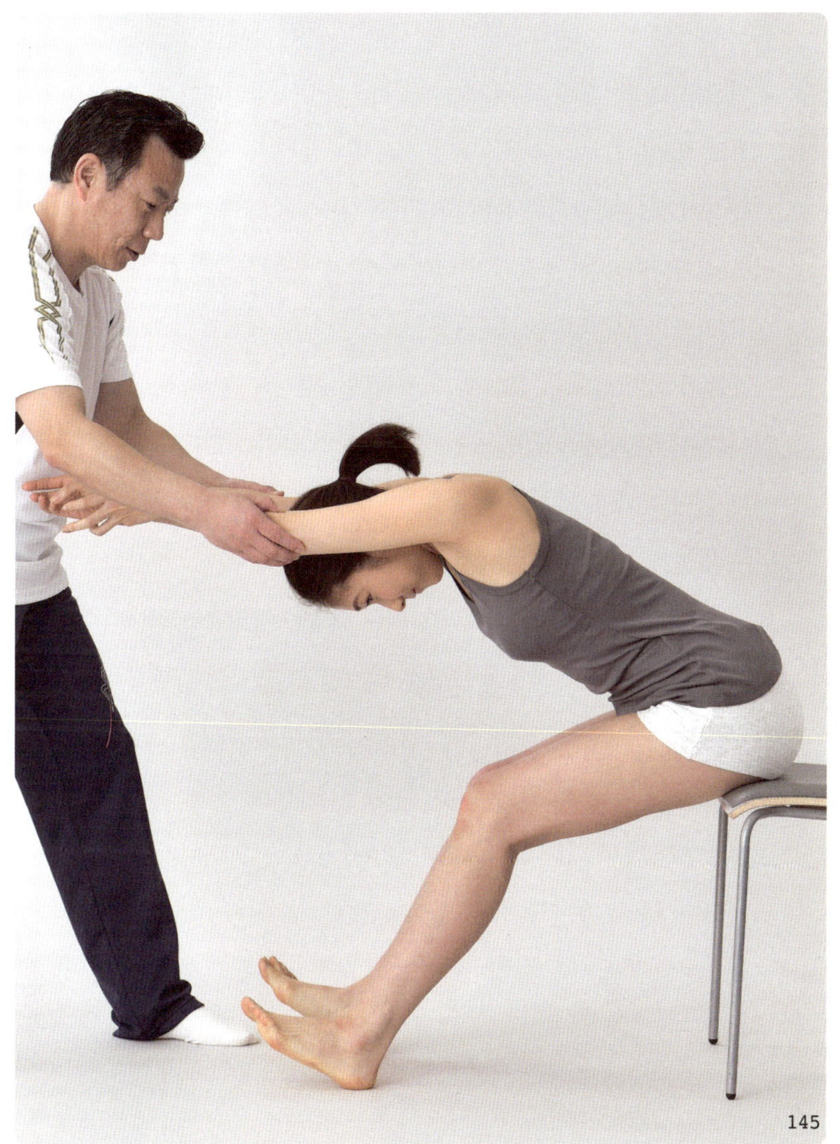

앞으로 쭉 뻗는다.

1세트 7회를 기준으로, 천천히 해보자. 기본자세를 만드는 것만으로도 상반신이 쭉 펴지기 때문에 굳은 허리 일대가 효과적으로 풀린다.

증상이 심한 사람은 꾸준히 하면 좋은데, 때때로 파트너에게 팔을 잡아당기게 하면 효과가 더욱 좋다. 또 앞에서 설명한 '네 방향 버전'에 도전하는 것도 좋다.

통증이 심할 때는 무리하게 스트레칭을 해서는 안 된다. 몸 상태를 지켜보면서 조금씩 천천히 하다 보면 굳었던 허리가 서서히 풀릴 것이다.

우리 몸을 이루는 신체부위는 어느 하나 따로 떨어져서 존재하지 않으며 모두 유기적으로 연결되어 다양한 동작을 만들어 낸다. 빗장뼈나 어깨뼈가 부드럽게 풀리면 그 영향이 등뼈를 지나 골반이나 하반신 뼈까지 전해지는 것도 바로 그러한 이유에서다.

아픈 부위만 의식하지 말고, 뼈 스트레칭으로 몸 전체가 하나가 되어 풀어지는 것을 체감하기 바란다.

● 허벅지를 풀어주어 '무릎통증'을 개선한다

끈질긴 무릎통증 개선에는 '엄지손가락 + 새끼손가락 스쿼트'가 좋다.

무릎에서부터 허벅지 일대를 눌러줌으로써 굴신운동이 그대로 무릎 관리로 이어진다.

엄지손가락 + 새끼손가락 스쿼트

1. 의자에 앉아서 엄지손가락은 양 무릎의 둥근 뼈 바로 윗부분을, 새끼손가락은 무릎뼈 바깥쪽을 누른다.

2. 그대로 천천히 반만 일어섰다가 앉는다.

3. 손가락으로 누르는 위치를 허벅지 중간쯤에서부터 사타구니 쪽으로 서서히 옮기고, 그때마다 스쿼트를 반복한다.

이 밖에도 무릎뼈 가장자리를 엄지와 새끼손가락으로 누르고 그대로 빙글빙글 돌리는 방법이 있는데, 이렇게만 해도 무릎통증이 줄어든다.

나이를 먹으면 하반신이 약해져서 허리나 무릎이 뜻대로 움직이지 않는다고 생각하는데, 거기에는 노화현상뿐 아니라 잘못된 생활습관도 깊이 관련되어 있음을 매순간 기억하자. 그

엄지손가락 + 새끼손가락 스쿼트

① 의자에 앉아서 엄지손가락은 양 무릎뼈 위를, 새끼손가락은 무릎뼈 바깥쪽을 누른다.

② 그대로 천천히 반만 일어섰다가 앉는다.

③ 엄지손가락과 새끼손가락으로 누르는 부위를 허벅지 중간쯤에서부터 사타구니 쪽으로
  서서히 옮기고, 그때마다 스쿼트를 반복한다.

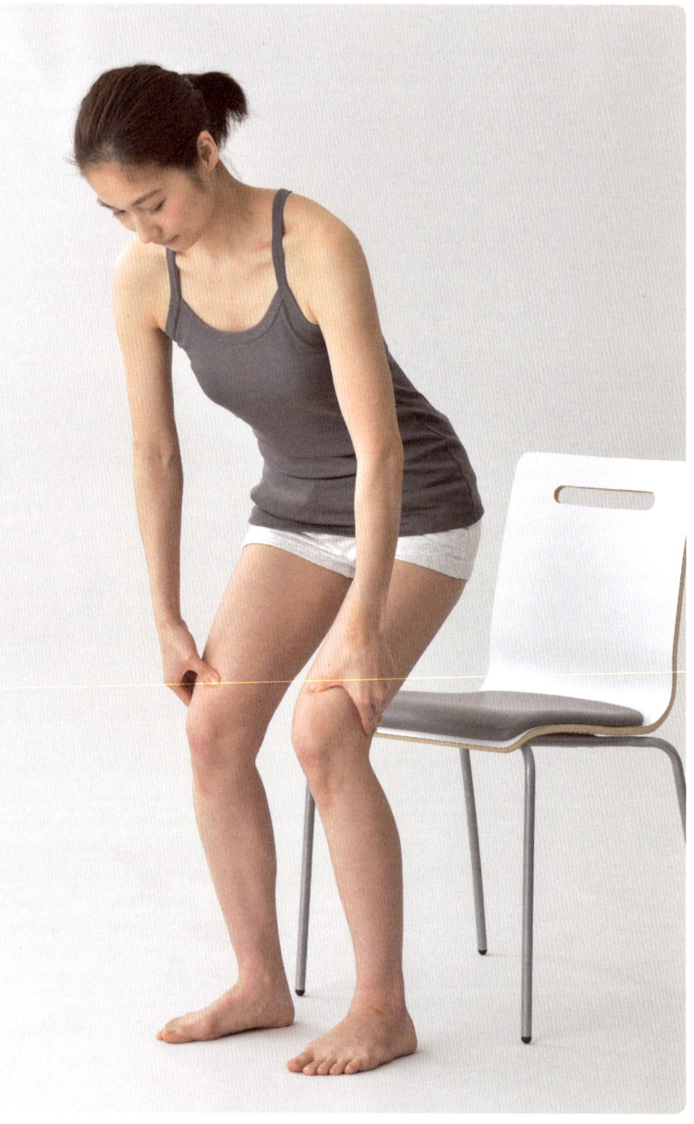

리고 나이 탓이니 어쩔 수 없다고 체념하지 말고 뼈 스트레칭
으로 몸의 유연성을 회복하면 약해진 하반신도 분명 차차 개선
될 것이다.

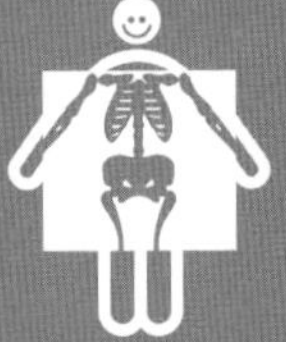
하 루 3 0 초
뼈 스 트 레 칭

제 5 장

몸과 마음을

느슨하게

하는 힘

뼈 스트레칭식 마음 가다듬기

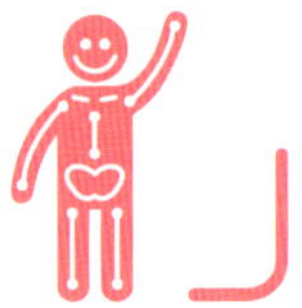

몸이 풀리면 마음도 풀린다

지금까지 다양한 뼈 스트레칭 방법을 소개했는데, 이와 같은 방법으로 풀리는 것은 몸뿐만이 아니다. 뼈 스트레칭을 체험한 많은 사람들이 몸이 풀리면 마음도 함께 풀리는 것을 실감했다.

마음이라고 하면 어렵게 느낄지 모르지만 '마음과 몸이 서로 이어져 있다'고 생각하면 정신을 가다듬기가 훨씬 쉬울 것이다.

가령 일상에서 스트레스를 받는 상황을 떠올려보자. 위가 쑤시듯이 아프거나 복통과 함께 설사를 하거나 변비가 생기는

등 몸에 다양한 반응이 나타난다. 끙끙대고 고민하다 보면 피부도 푸석해지고 식욕도 떨어지며 자연스레 자세도 나빠진다. 게다가 이런 상태가 지속되면 컨디션도 무너질 수밖에 없다.

이렇듯 몸과 마음이 서로 연결되어 있다는 것을 경험한 사람은 많을 것이다. 그렇다면 최근 여러 방면에서 왕성하게 도입하고 있는 '멘탈 트레이닝' 역시 또 다른 관점이 필요하다. 기댈 곳 없는 마음을 컨트롤하려고 애쓰기보다는 우선 몸으로 눈을 돌려서 좋은 기분을 되찾으면 어떨까?

뼈 스트레칭을 꾸준히 해서 기분 좋게 움직일 수 있는 몸을 만들면 마음도 저절로 풀리고 기분도 긍정적으로 바뀐다. 반대로 몸 상태가 나쁜 채로 지내면 아무리 정신을 안정시키려고 해도 좀처럼 잘 되지 않는다. 그 사실만으로 짜증이 나고, 부정적인 감정이 들기 때문에 그만큼 집중력도 약해진다.

● 멘탈 트레이닝보다 중요한 것

청소년 프로골퍼 지망생이 내게 지도를 받으러 왔을 때의 에피소드를 소개한다.

그 선수는 정신력을 좀 더 강화하고 싶은 마음에 나를 찾아왔는데, 그 선수를 만난 순간 '이렇게 몸이 굳어 있으니 정신력이 약한 것도 무리는 아니다'라고 생각했다.

그런 상태인 사람에게는 아무리 마음을 강하게 만드는 방법을 가르쳐도 형식적이 될 뿐이다. 그보다는 '기분 좋게 움직일 수 있는 몸'을 만드는 것이 우선이다.

아니나 다를까, 그 선수에게 뼈 스트레칭을 가르쳐서 굳은 몸을 풀게 하자 동작이 자유로워졌고 순식간에 표정까지 밝아졌다. 그러자 '멘탈 트레이닝'은 접어두고 뼈 사용법을 배워서 비거리를 좀 더 늘리고 싶다며 의욕을 보였다.

몸이 달라지자 자연스레 마음의 고민도 해소된 것이다.

격려나 암시만으로는 달라지지 않는다

그렇다고 멘탈 트레이닝이 완전히 무의미하다는 말은 아니다. 사람의 마음은 매우 섬세하기 때문에 아주 사소한 일을 계기로 평소와 달라지기도 하고 뜻대로 움직이지 못하게 되기도 한다.

그러한 마음 상태는 격려나 자기암시, 긍정적 발상 같은 멘탈 트레이닝으로 관리할 수 있지만, 거기에는 반드시 몸의 상태도 관계가 있다는 사실을 알아야 한다.

몸의 균형이 깨지면 마음의 균형도 깨진다. 그것을 마음가짐만으로 바꾼다는 것은 지극히 어려운 일이다. 멘탈 트레이닝으로는 도저히 안 되겠다고 느낄 때, 우선 몸 전체의 유연한 연결을 되찾는 일부터 시작하자.

남녀노소를 불문하고 가장 큰 기쁨은, 자유롭게 움직일 수 있다는 점이다. 너무 어렵게 생각하지 말고 '몸을 건강하게 움직이는 것'이 만사형통의 비결이라고 받아들이자.

생각만큼 경기가 안 풀린다 → 피로나 스트레스가 쌓인다 →개선되지 않아서 짜증이 난다 → 상황이 더 나빠진다

이 악순환은 모든 사람의 일상에 그대로 적용된다. 우선 이러한 악순환에서 벗어나려면 어떻게 해야 할까?

지금까지 이야기한 뼈 스트레칭 방법을 실천하면 충분히 가능하다. 몸이 다시 기분 좋게 움직일 수 있게 되면 마음은 저절로 치유되고 활기 넘칠 것이다.

타인 앞에서 긴장하지 않게 만드는 '단전(丹田) 내리기'

'몸이 달라지면 마음도 달라진다.'

지금까지 몸과 마음의 연관관계를 살펴봤는데, 몸과 마음의 건강을 서서히 되찾기 위해 노력해야 하는 한편, 일상에서 곧바로 대처해야 할 때도 있다. 그럴 때 긴장을 풀어주는 방법을 한 가지 소개한다.

누구나 한 번쯤 중요한 회의나 발표 자리에서 긴장하여 일을 그르치거나 생각만큼 잘하지 못해 속상했던 경험이 있을 것이다.

중요한 일을 앞두고 긴장하게 되는 것은 이런저런 쓸데없는 생각을 너무 많이 해서 몸이 굳어버렸기 때문이다.

이처럼 굳은 몸을 풀고 이완시켜 본 경기에 임할 수 있게 하는 열쇠가 바로 '단전'이다. 단전은 몸의 중심(정확히 배꼽 바로 아래 부근)에 위치하며, 동양의학에서는 생명력이 머무는 곳으로 여긴다.

이 단전 일대(하복부)에 힘이 들어가면 저절로 중심이 내려간다. 그 결과 마음이 차분해지고 기력도 충만해지는데, 쉽게 긴장하거나 떠는 사람은 이것을 하지 못한다.

머릿속에는 '어떡하지?' 하는 생각만 소용돌이칠뿐, 아무리 해도 단전을 의식하지 못한다. 이럴 때 권하는 것이 '손쉽게 단전 내리기'다.

손쉽게 단전 내리기

1. 머릿속에 5킬로그램짜리 추가 달려 있다고 상상한다.

2. 양손을 관자놀이 부근까지 들어 올렸다가 머릿속의 추를 끌어내린다고 상상하며 목까지 내린다.

추가 목까지 내려오면 내장이 하복부까지 밀려나서 저절로 중심이 안정되기 시작한다. 배 주변에 묵직한 무게가 느껴졌다면 그것을 의식하기 바란다.

여기까지 중심이 내려오면 흥분했던 마음이 가라앉고, 비로소 침착해질 수 있다. 그 상태에서 천천히 호흡을 되풀이하면서 본경기에 임하면 된다.

손쉽게 단전 내리기

① 머릿속에 5킬로그램짜리 추가 달려 있다고 상상한다.

② 양손을 관자놀이 부근까지 들어 올렸다가 머릿속의 추를 끌어내린다고 상상하며
   목까지 내린다.

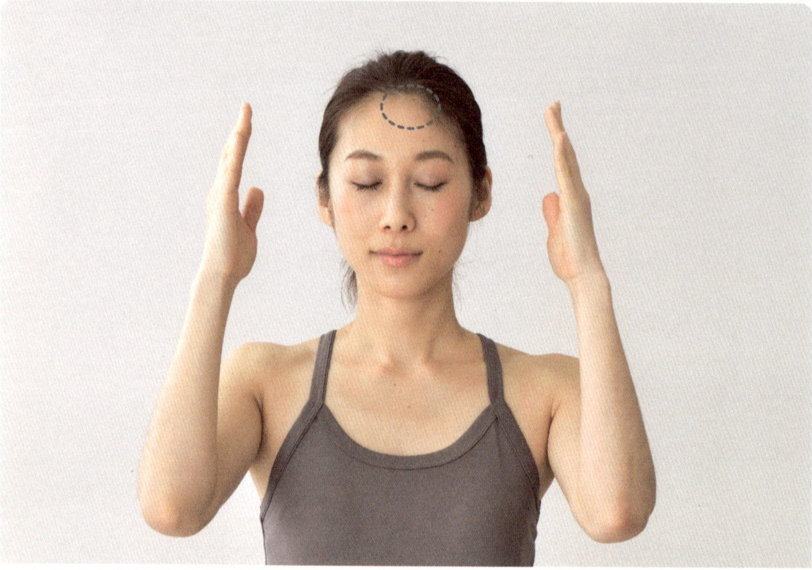

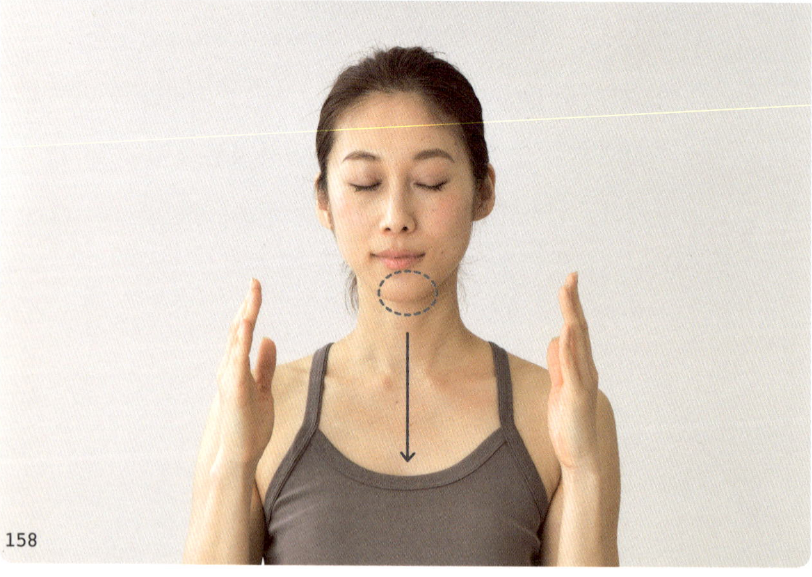

'손쉽게 단전 내리기'는 가장 중요한 순간에 침착함을 되찾기 위한 '특효약'으로 활용하면 좋고, 평소에 머리가 답답하고 마음이 개운치 않을 때는 일단 걷는 것도 좋다.

걸을 때는 다리와 허리를 움직이게 되므로 그것만으로도 중심이 저절로 아래로 내려가 머릿속을 비울 수 있다. 이렇게 해서 머리를 비우면 마음이 가벼워지고 좋은 아이디어가 펑펑 솟아난다.

또 걸으면 체온이 올라가고 대사도 촉진되기 때문에 그것만으로도 기분이 긍정적으로 바뀐다. 고민거리가 있으면 끌어안고 있지 말고 몸을 움직여서 날려버리자.

물론 이때도 중요한 것은 걸음걸이다. 앞에서 소개한 '더블 T로 서기'(22쪽 참조) → '가운뎃발가락 워킹'(70쪽 참조)을 의식하면서 30분~1시간 정도 걷는다.

바빠서 걸을 시간이 없다는 건 핑계다. 오히려 걷는 동안 고민이 말끔히 해소되어서 일도 순조롭게 풀릴 것이다.

또 이러한 걷기에 덧붙여서 어깨의 힘을 빼는 것도 매우 중요하다. 간단한 방법으로는 '손바닥 뒤집기'(26쪽 참조)나 '부리돌기 풀어주기'(32쪽 참조)가 있다. 슬럼프에 빠졌을 때 이런 방법으로 마음을 바꿔주면 의외로 간단히 탈출할 수 있다.

마음이 약해질수록 우선 몸으로 눈을 돌리자. 몸을 움직이는 첫걸음으로서 뼈 스트레칭은 매우 효과적인 방법이다.

웃는 얼굴이 최고의 힘

지금까지 몸과 마음을 풀어주는 다양한 방법을 소개했는데, 다이어트든 운동이든 굳은 몸 관리든 가장 중요한 것은 웃는 얼굴이다. 어두운 마음으로 몸을 움직이면 생각만큼 효과를 얻을 수 없다.

웃으면 근육의 긴장이 풀어져서 몸의 유연성이 더욱 향상된다. 사실 웃는 얼굴이야말로 몸을 풀어주는 최고의 힘인 것이다.

뼈 스트레칭 강연장에서도 모든 참가자에게 가장 먼저 하는 말이 '웃는 얼굴로 하자'다.

얼굴을 쉽게 찡그리는 사람은 거울을 보고 하루 한 번씩 즐거운 듯 웃어본다. 형식적이라도 상관없다. 어쨌든 의식해서 자주 웃다 보면 기분이 조금씩 풀린다.

그렇다면 왜 웃어야 할까? 한 걸음 더 들어가보자.

'웃기만 해도 근육이 풀리고, 몸의 유연성이 향상된다'고 했는데, 그중에서도 특히 중요한 것이 콧날의 긴장이 풀리는 것이다.

먼저 다음을 의식해서 호흡해보자.

1. 웃는 표정을 지으면서 콧날 상태를 의식한다.

2. 이 일대의 근육이 풀어지는 것을 느꼈다면 여러 번 되풀이하면서 코로 숨을 쉰다.

콧날의 근육이 느슨해지면 공기가 쉽게 들어오기 때문에 그것만으로도 기분이 확 좋아진다. 뼈 스트레칭 방식으로 해석하면, 이것은 '코뼈가 이완되면서 굳은 얼굴이 풀어져 뒤틀림이 정돈된다'는 의미다.

물론 그렇게 되면 굳은 몸도 풀어지고 몸의 균형도 저절로 잡힐 것이다. 웃으면 단지 몸의 긴장만 풀리는 것이 아니라 얼굴 전체, 몸 전체가 좋아진다는 말이다.

예로 부처님의 얼굴을 보면 표정이 매우 온화하고 얼굴 전체, 몸 전체가 단정하다는 느낌을 받는다. 우리는 전통적으로 그러한 부드럽고 온화한 표정과 행동을 중요시했다.

몸 전체에서 보면 코뼈가 정돈됨으로써 등뼈가 쭉 펴지고, 말단에 있는 코뼈와 꼬리뼈가 일직선으로 이어진다. 반대로 찡그린 표정만 지으면 몸 전체가 긴장으로 굳어져 이 '코뼈-꼬리뼈' 라인이 무너진다.

마음이 답답할 때는 의식적으로 웃는 표정을 지어서 일단 코뼈를 느슨하게 풀어주고 코로 호흡해보자.

코뼈는 '아름다움을 좌우하는 뼈'로 통한다. 코뼈가 곧으면 얼굴과 몸의 뒤틀림이 바로잡히고 마음도 부드럽고 긍정적으로 바뀐다. 웃는 얼굴의 열쇠는 얼굴의 중심에 있는 '코뼈'가 쥐고 있는 것이다.

마음이 불안정하면 자유롭지 못하다

부담감으로 긴장해서 몸이 뻣뻣하게 굳은 상태를 무술에서는 '머무른다'라고 표현한다. 그 자리를 벗어나지 못하고 눌러 있다는 말이다.

몸이 굳은 상태란 당연히 힘이 들어간 상태이다. 있는 힘을 다해 닥친 문제를 해결해야 하므로 그 사실만으로도 근육이 긴장되어 몸이 굳게 되는 것을 알 수 있다.

앞서 제2장에서 '더블 T 자세'로 서서 팔씨름을 해보라고 했던 일을 떠올려보자(25쪽 참조). 종이 위에 서서 두 다리로 종이를 구기지 않으려고 의식만 해도 상대의 균형을 간단하게 깨뜨릴 수 있다고 설명했다.

눈치챘을지 모르지만, 이것은 '머무른다'와 반대되는 상태다. 다시 말해 자유롭고 안정되게 움직일 수 있는 상태인 것이다. 쓸데없는 힘을 쓰지 않은 만큼 몸의 중심(몸통)으로 쉽게 힘을 발휘할 수 있어 힘이 약한 사람이라도 상대의 균형을 깨뜨릴 수 있다.

반대로 다리에 힘을 주고 버티고 선다는 것은 지면에 우뚝 선 불안정한 상태다. 언뜻 보면 버티고 서 있는 쪽이 강하게 보일지 모르지만, 몸이 긴장으로 굳어버렸기 때문에 사실은 약하다.

이러한 문제는 마음에도 똑같이 적용된다. 다시 말해, 동요하거나 긴장하지 않으려고 의식함으로써 마음이 편해지고, 지금까지 내지 못했던 힘을 낼 수 있는 것이다.

앞서 말한 팔씨름 실험으로 누구나 놀라운 힘을 체험할 수 있었던 것처럼, 이 일도 그다지 어렵지 않다. 지금까지의 생각을 아주 조금만 바꾸어도 마음이 풀어지고, 편한 삶을 살 수 있다.

계속해서 이 '자유롭고 안정된 마음'을 연마하는 방법에 대해 함께 생각해보자.

● 자유롭게 발상하지 못하는 이유

'자유롭고 안정된 마음'을 연마하기 위해서는 얽매이지 않고 자유롭게 생각하는 것이 무엇보다 중요하다.

말은 이렇게 해도 우리는 자신도 모르는 사이에 여러 가지 일에 얽매여 자유롭지 못하다. 특히 남의 눈을 의식하는 것이 지나쳐서 중요한 것을 놓칠 때가 많다.

스스로 '나는 나를 얼마나 소중히 여기는가?'라고 물어보자. 남의 시선을 신경 쓰는 데 집중하다 보면 자신의 기분을 소홀히 여기기 쉽다.

앞서 나는 여러분에게 몸이 보내는 신호를 알아차리라고 말했는데, 자신의 기분을 우선하지 않으면 그것조차도 뜻대로 안 된다. 몸이 비명을 질러도 그 소리를 듣지 못해서 몸의 상태가 점점 좋지 않게 진행된다.

'다른 사람이 어떻게 보든 상관없어. 내 기분이 더 중요해.'

이렇게 생각하면 마음이 좀 더 가볍지 않을까?

어떻게 행동해야 하는지에 대해서까지 구체적으로 고민할 필요는 없다. 다만 타인의 시선을 의식해 불편하게 지내는 자신에게서, 머리로만이라도 좋으니 한 걸음 물러나보자는 것이다. 이렇게 한 다음 자유롭게, 마음껏 발상해보자.

생각만 하는 것이므로 돈도 품도 들지 않는다. 다른 사람을 신경 쓸 필요도 없다. 이렇게 자신을 해방시켰을 때의 기분 좋은 느낌을 우선 소중히 여기면 좋겠다.

이처럼 자유롭게 생각하는 연습을 하다 보면 마음이 풀어져서 어떤 일에든 유연하게 대처할 수 있게 된다.

약한 마음을 극복하지 못해도 괜찮다

오해하지 말아야 할 것은, '불안해하는 자신을 무시하라'는 이야기가 아니다. 그보다는 '불안해하는 자신의 존재를 인정하는' 것에서부터 시작하기 바란다.

내가 지도하는 운동선수들 중에도 '약한 마음을 극복하고 싶다'며 종종 상담을 요청해오는데, 그럴 때마다 굳이 약한 마음을 극복할 필요는 없다고 대답한다. 그런 약한 마음을 가진 나 역시 자신이므로, 받아들이지 않으려고 하면 자신을 부정하는 꼴이 되기 때문이다.

아무리 단련을 하고 경험을 쌓아도 우리의 마음은 눈앞에서 일어나는 사건에 끊임없이 긴장하고 흔들린다. 이러한 사건 가운데서 좋든 나쁘든 어떠한 결과를 내놓은 사람도 결코 마음이 강해서가 아니며, 다른 사람과 마찬가지로 매순간 흔들려 왔다.

유일한 차이가 있다면, 꿋꿋하게 한 걸음 앞으로 내딛는 '작은 용기'를 지녔는가 하는 점이다.

'잘 안 풀리면 어쩌지?' '틀리면 어쩌지?' '실패하면 어떻게 책임지지?' 이런 생각이 꼬리를 물고 일어난다면, '이 소리는 누가 하는 걸까?'라고 되물어보자.

물론 자기 자신이다. 다른 사람이 하는 소리가 아니라 내가 나에게 말하는 것이다. 내 안에서 또 다른 내가 야유하고 있다는 사실을 알아야 한다.

이런 야유에 무릎 꿇을 것인가, 아니면 그 소리에 귀 기울이지 않고 자신이 하고자 하는 일에 도전할 것인가.

용기 있는 사람이란, 설령 떨리더라도 한 걸음 내딛으려고 행동하는 사람이다.

● 좀 더 잘 살기 위한 방법

꾸준한 뼈 스트레칭으로 건강해진 사람은 마음의 변화도 느끼게 된다. 이는 단순히 몸만 날아갈 듯 가벼워진 것이 아니라 지금까지 자신을 옭죄고 있던 고민, 걱정에서 해방되는 놀라움이 동반된 변화이다.

이러한 느낌을 한번 경험하게 되면 몸이 풀리고 통증이 해소되는 기쁨에서 한 단계 더 나아가고 싶어진다. 결림이나 통증이 경감되는 것만도 큰 변화지만, 그 이상으로 중요한 것은 일상에서 기분 좋게 살아갈 수 있다는 것이다.

'체중이 5킬로그램 줄었다' '바지 사이즈가 줄었다' 같은 눈에 보이는 변화만을 좇지 말고, 자신의 몸이 보내는 신호에 좀 더 귀를 기울여서 실제로 편안해졌는지에 집중하자.

항상 기분 좋게 살아가고 싶다면 몸과 마음을 따로 떼어놓지 말고 두 가지 모두 풀어주어야 한다. 그러기 위해서는 자신의 심지(心)를 중요하게 여기자. 심지에 해당하는 뼈는 우리의 중요한 '정신'이기도 하다. 뼈를 소중히 여기지 않으면 아무리 몸이 유연해도 알맹이 없는 사람이 된다.

일상에서도 유연하게 사고하는 데서 그치지 말고 '뼈대 있는 삶'을 살고자 노력해야 한다. 그러면 몸 상태가 좋아지고, 의식의 방향만 제대로 잡을 수 있으면 기개 있는 삶도 살 수 있다. 모처럼 얻은 '기분 좋게 움직이는 몸'을 놓치지 말고 부디 유용하게 쓰기 바란다.

● '풀어주는 힘'으로 자유로운 삶 살기

젊었을 때 오로지 육상에만 몰두했던 나는 현역에서 물러난 뒤 무술과 인연이 닿아 공부하게 되면서, 지금까지와는 완전히 다른 삶을 살고 있다.

내 삶을 바꾼 것은, 경쟁이 아니라 '서로 돕고 조화를 이루는 것'이었다. 무술은 운동과 달라서 승부를 겨루기보다는 '스스로 살아남는 것'을 중시한다. 살아남는 것의 중요한 가치를 알면 단순히 이기는 것만으로는 부족하다는 사실을 깨닫는다. 그냥 사는 것이 아니라 좀 더 잘 사는 것을 추구하게 되고, 그것을 서로 나누지 않으면 진정으로 사는 것이 아니라고 생각하게 된다.

그런 삶을 실현하려면 늘 몸과 마음을 단련하여 넉넉한 상태로 만들어야 한다. 그리고 뼈가 단련된 '몸(體)'을 만들어야 하는 것이다.

　뼈를 잘 활용하면, 딱딱하게 굳은 마음과 몸이 풀려 지금보
다 훨씬 건강해질 수 있고 즐거운 인생을 살 수 있다. 뼈 스트
레칭의 '풀어주는 힘'으로 그와 같은 자유로운 삶을 누리기를
바란다.

이 책에서 '뼈 스트레칭'을 처음 접한 사람도 머릿속으로 동작을 그릴 수 있을 만큼 알기 쉽게 소개했다.

기존의 스트레칭과는 발상 자체가 다르기 때문에 어리둥절해 하는 분도 계셨을 텐데, 실제로 읽고 따라 해보면서 어떤 느낌을 받으셨을지 궁금하다.

이 책의 키워드인 '뼈'는 우리 몸을 보이지 않는 곳에서 지탱해주는 중요한 존재지만, 일상에서 의식할 기회는 거의 없다. 어깨가 결리거나 허리가 아프거나 뼈가 부러져서 몸을 마음대로 움직이지 못할 때에야 새삼 중요성을 깨닫게 되지만, 우리는 살아 있는 한 늘 뼈를 사용한다.

뼈를 좀 더 자유롭게 움직일 수 있다면 일상생활이 편해지고 기분도 좋아진다. '뼈 스트레칭'을 통해 이것을 깨닫게 된다면 매우 기쁠 듯하다.

'뼈 스트레칭'은 변화하고 진보한다. 그러나 '몸의 뼈대를 의식해서 움직인다'라는 뼈 스트레칭의 근본은 앞으로도 달라지지 않을 것이다.

뼈는 근육과 달리 육안으로 파악할 수 없다. 근육은 단련할수록 커지기 때문에 변화를 눈으로 확인할 수 있지만 뼈의 움직임은 스스로 느끼는 수밖에 없다. 숫자의 세계에 익숙한 사람은 조금 막연하게 느낄지 모르지만, 뼈의 감각을 제대로 파악하면 몸은 몰라보게 달라지기 시작한다. 이 감각을 소중히 여기면 우리 몸이 얼마나 많은 가능성으로 가득 차 있는지 알 수 있을 것이다.

마지막으로 이 책을 내기까지 문예춘추의 모리 마사아키 씨, 반 히로키 씨, 시미즈 다카시 씨 그리고 나가노마 다카노리 씨로부터 큰 도움을 받았다.
또, 나의 무술 사부인 고노 요시노리 선생, 데이쿄헤이세이帝京平成 대학의 다케우치 교코 선생, 나를 지지해주는 전국의 뼈 스트레칭 인정지도원 여러분에게도 감사를 전한다.

마쓰무라
다 카 시

하루 30초
뼈 스트레칭

1판 1쇄 인쇄 2016. 10. 31.
1판 1쇄 발행 2016. 11. 7.

지은이 마쓰무라 다카시
옮긴이 이수경

발행인 김강유
편집 조혜영 | 디자인 길하나
발행처 김영사
등록 1979년 5월 17일 (제406-2003-036호)
주소 경기도 파주시 문발로 197(문발동) 우편번호 10881
전화 마케팅부 031)955-3100, 편집부 031)955-3250
팩스 031)955-3111

값은 뒤표지에 있습니다. ISBN 978-89-349-7623-3 13510

독자 의견 전화 031)955-3200
홈페이지 www.gimmyoung.com   카페 cafe.naver.com/gimmyoung
페이스북 facebook.com/gybooks   이메일 bestbook@gimmyoung.com

좋은 독자가 좋은 책을 만듭니다.
김영사는 독자 여러분의 의견에 항상 귀 기울이고 있습니다.

이 도서의 국립중앙도서관 출판시도서목록(CIP)은 서지정보유통지원시스템 홈페이지
(http://seoji.nl.go.kr)와 국가자료공동목록시스템(http://www.nl.go.kr/kolisnet)에서
이용하실 수 있습니다.(CIP제어번호: CIP2016023653)